인지발달에 좋은 효도선물 시리즈1

두뇌 트레이닝을 위한 어르신들의
색칠공부

화투

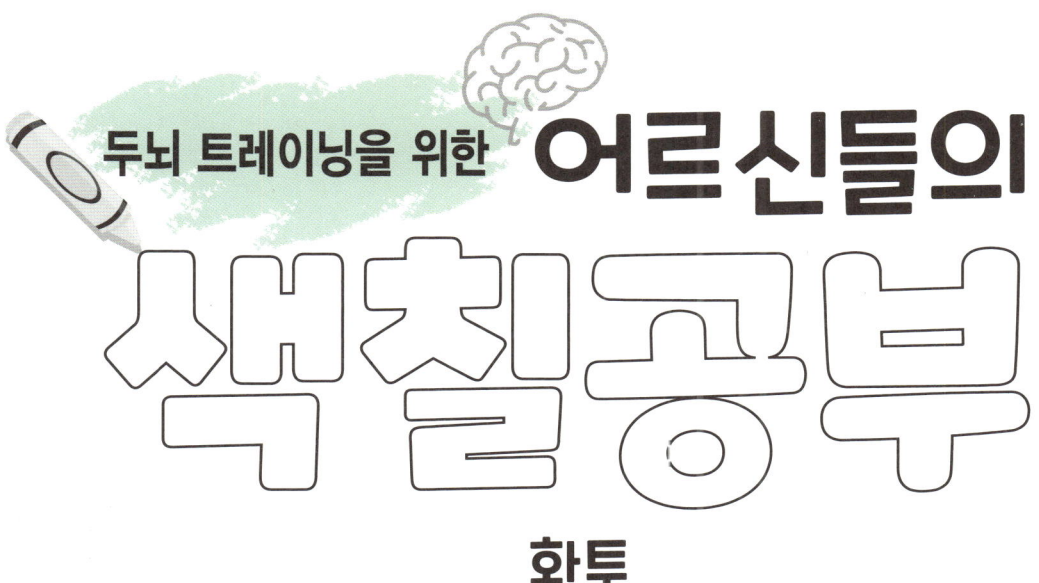

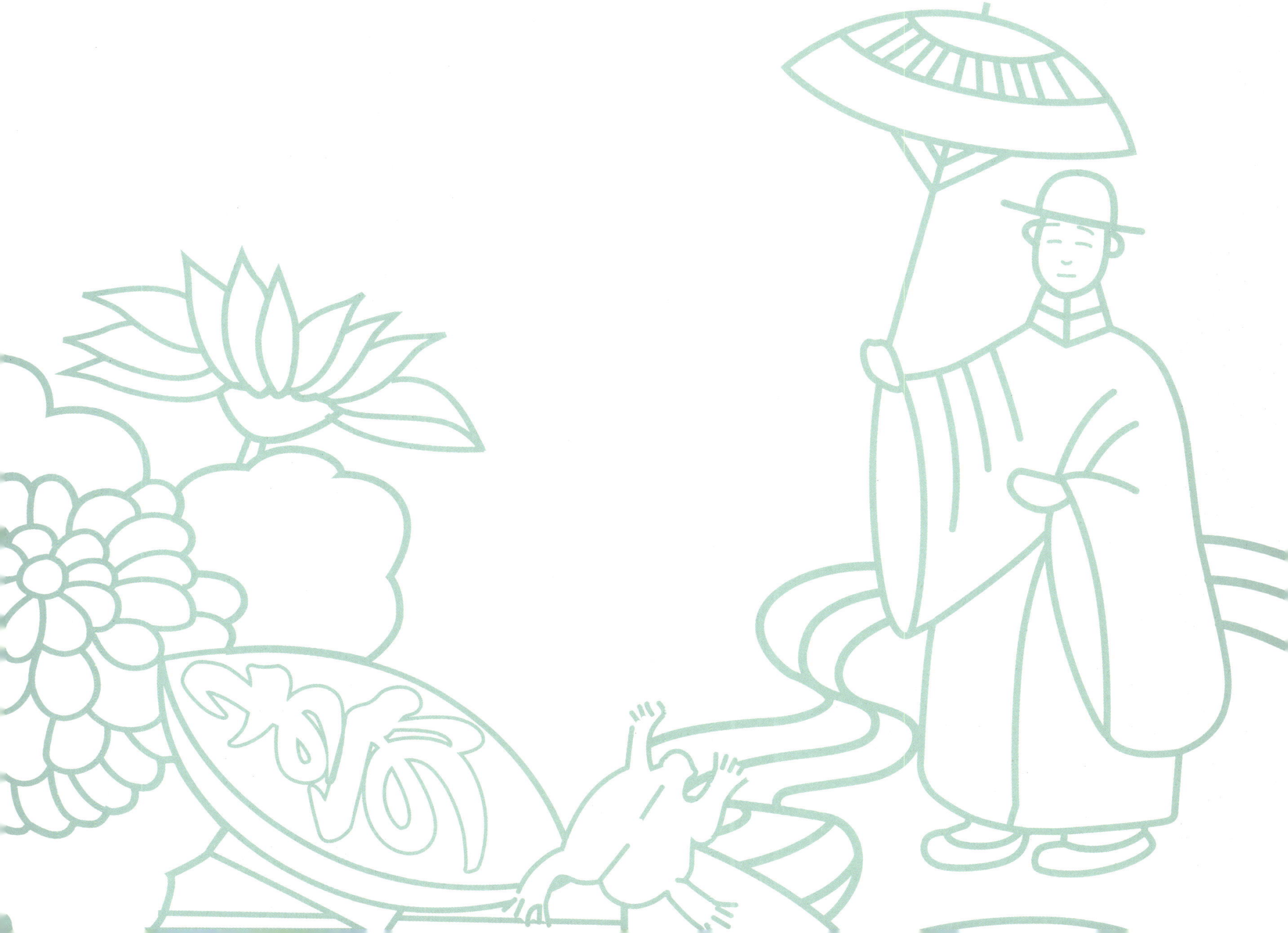

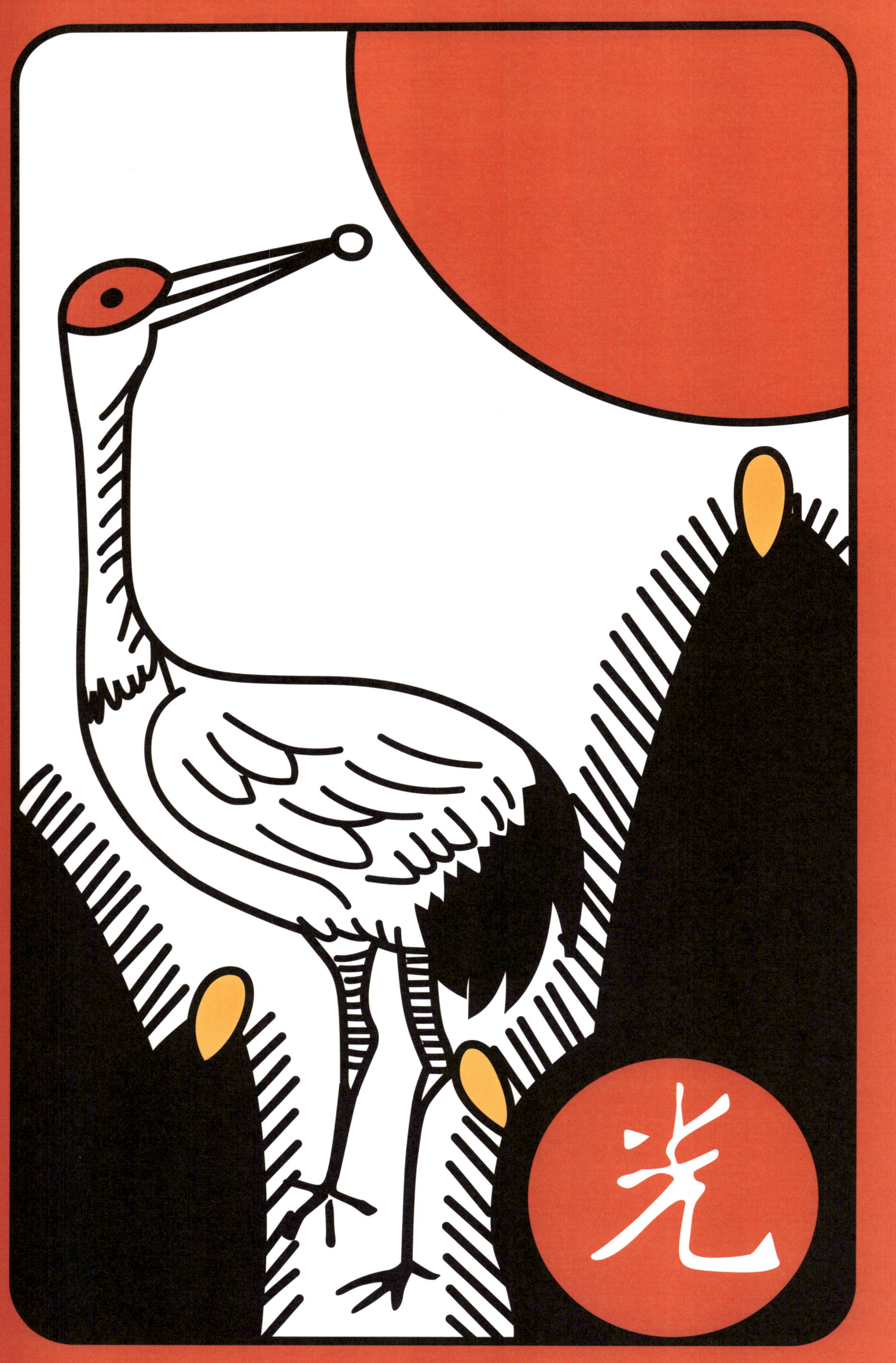

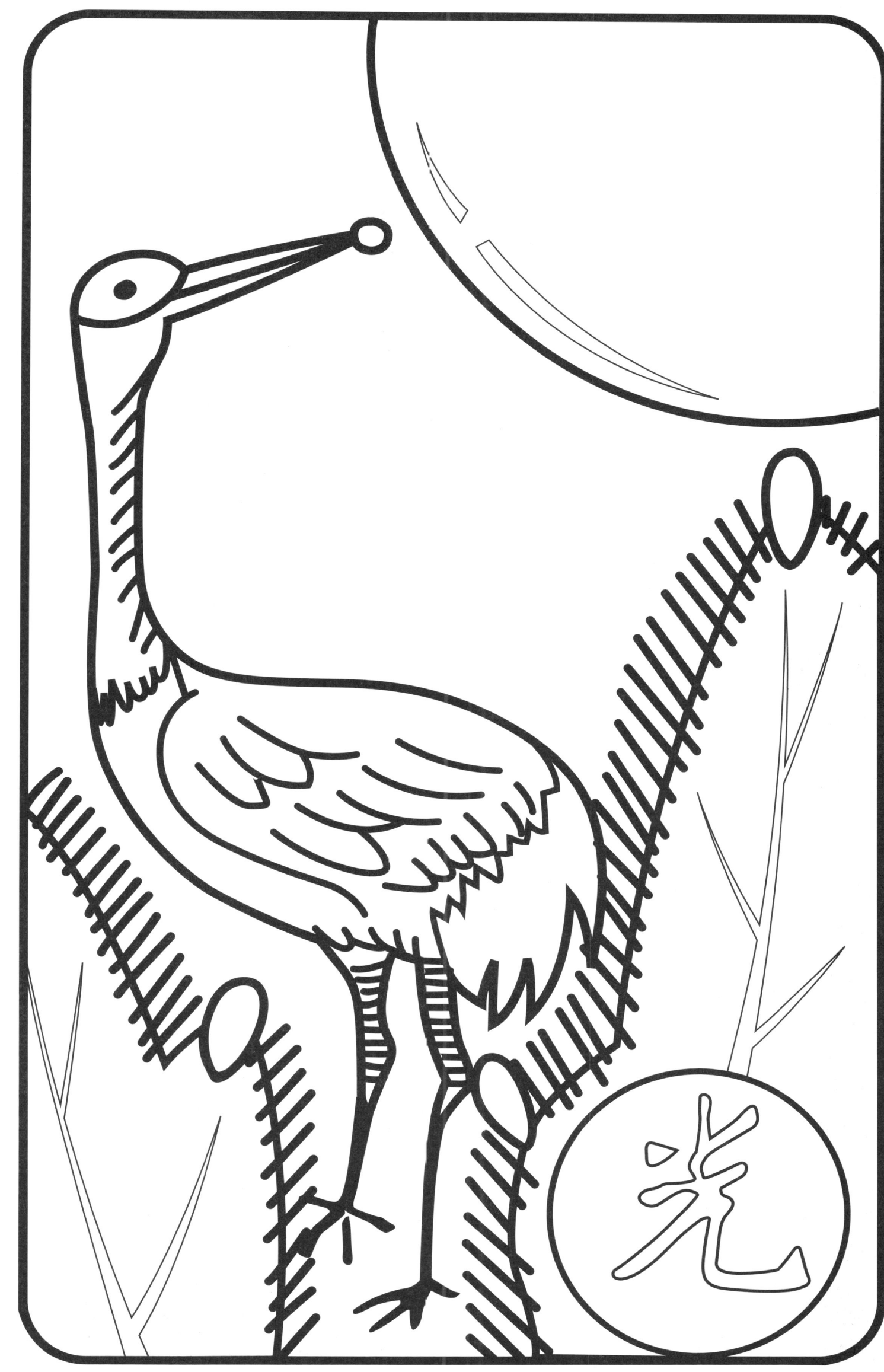

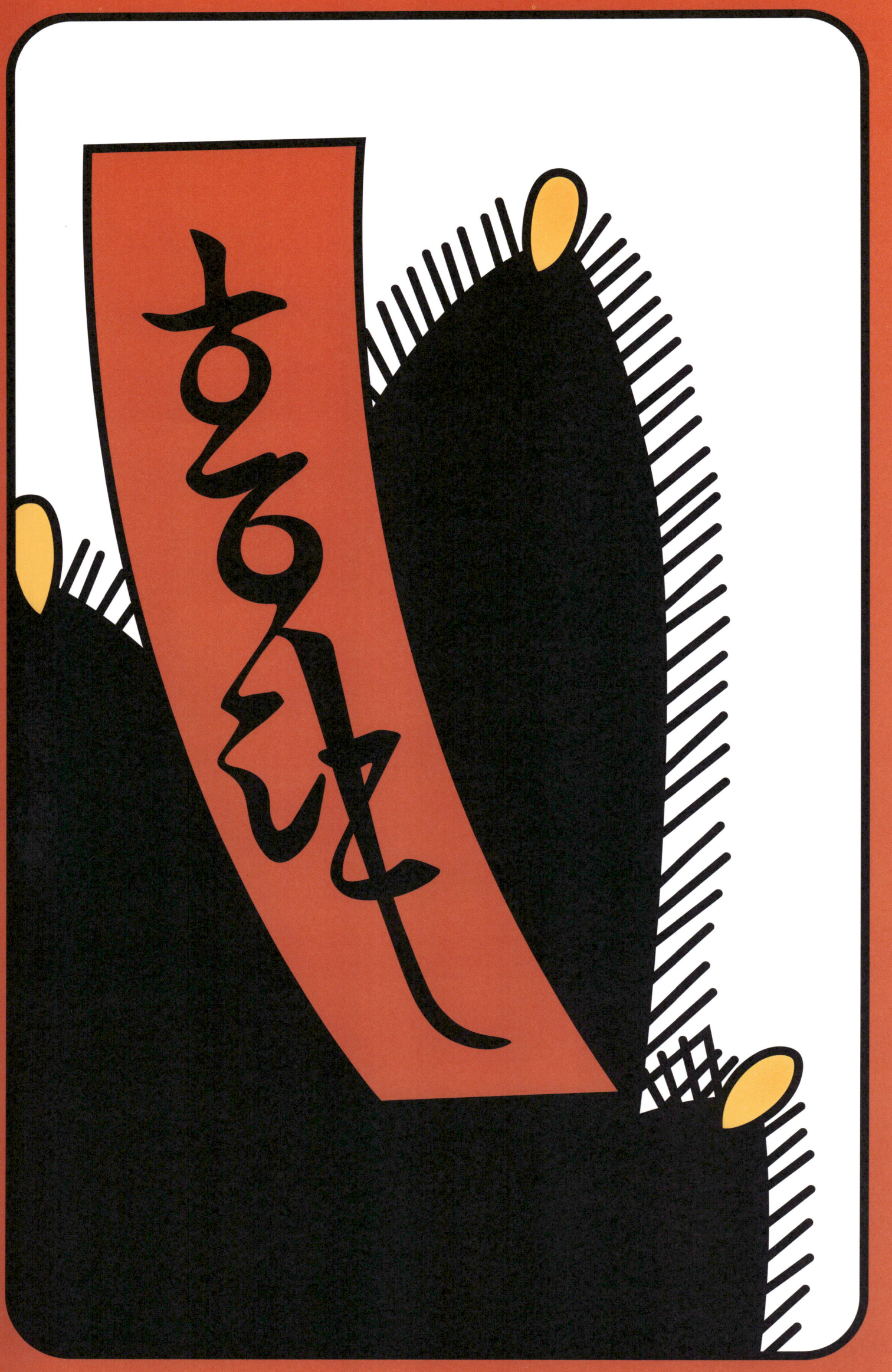

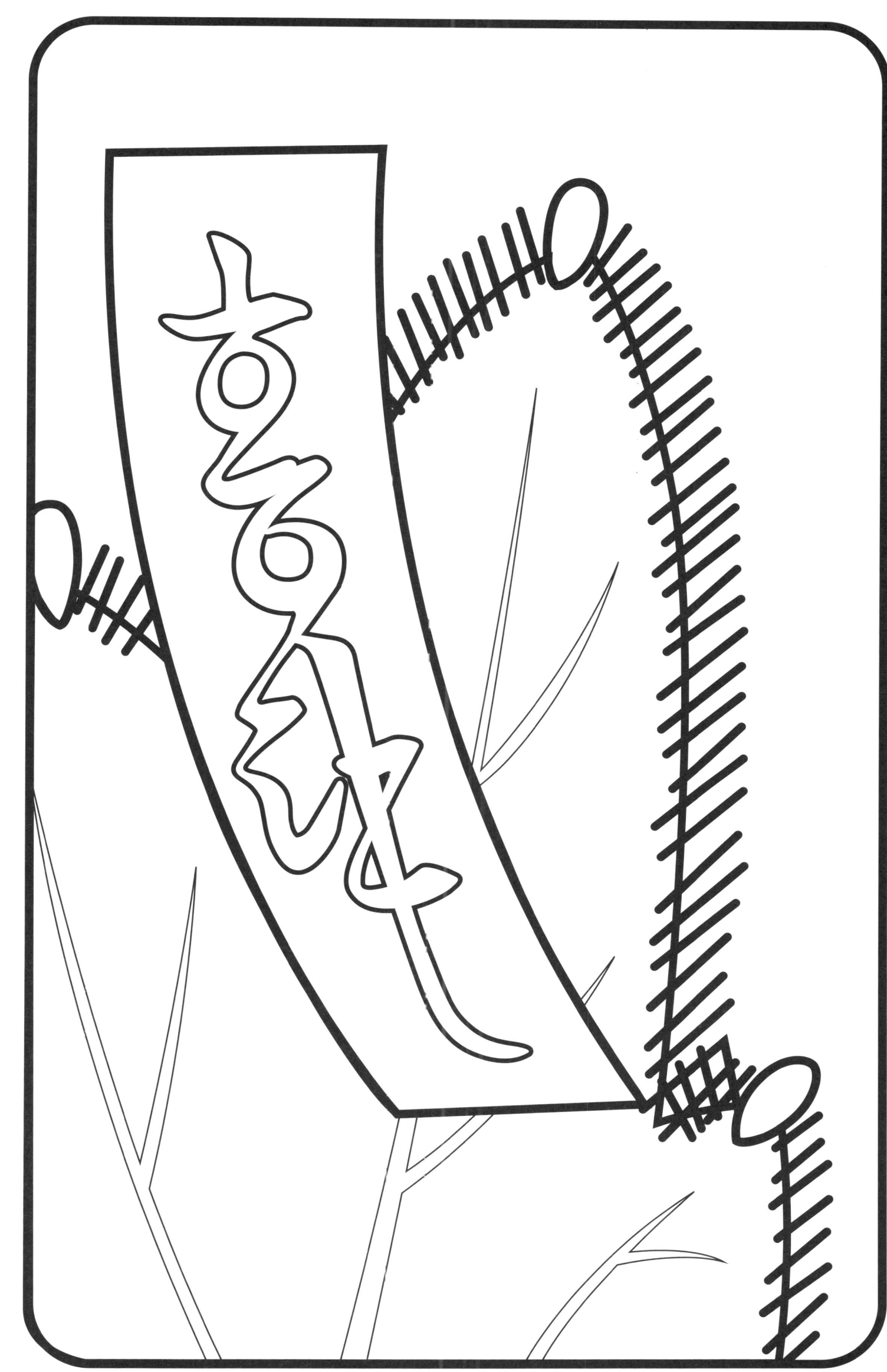

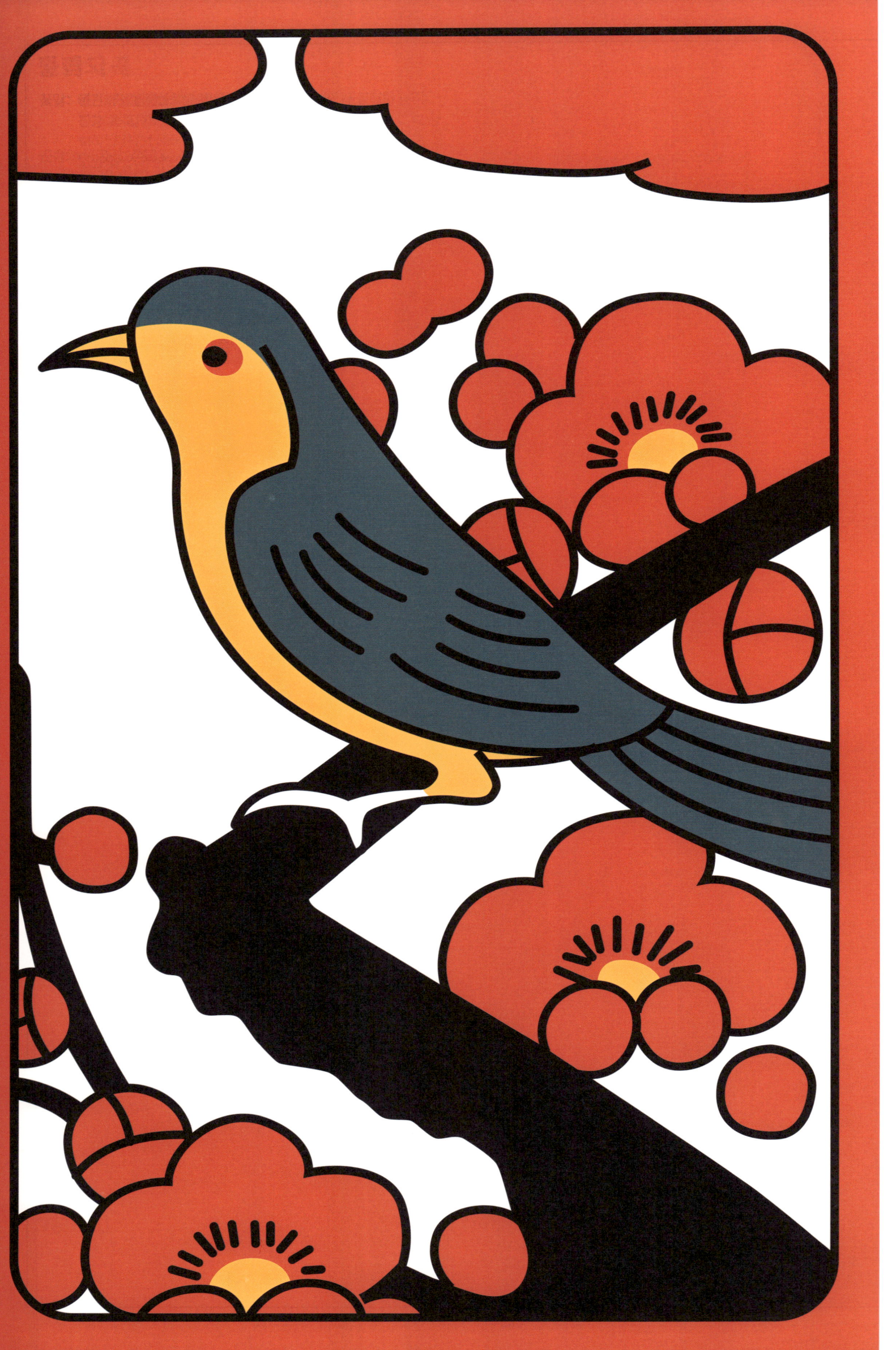

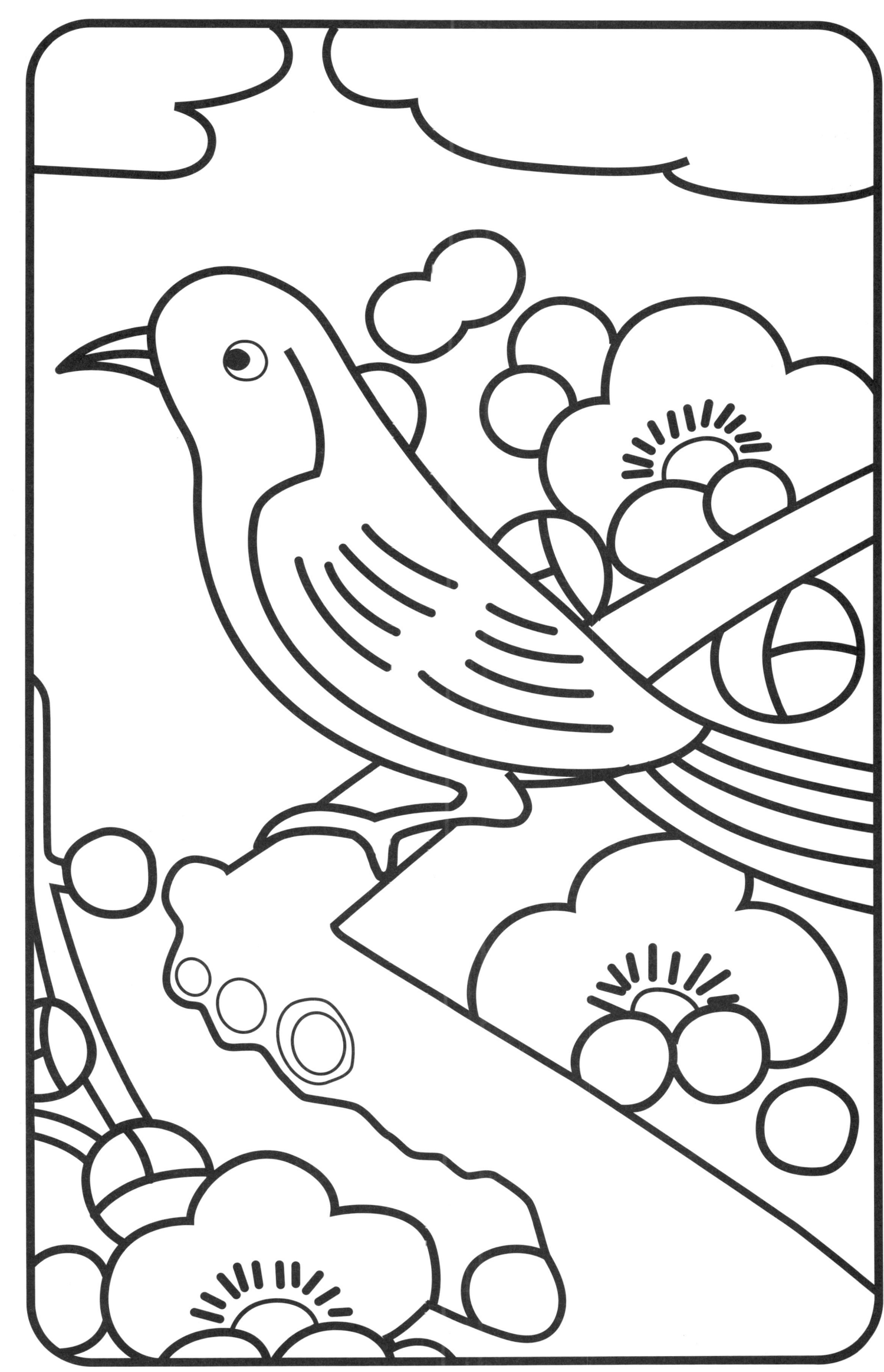

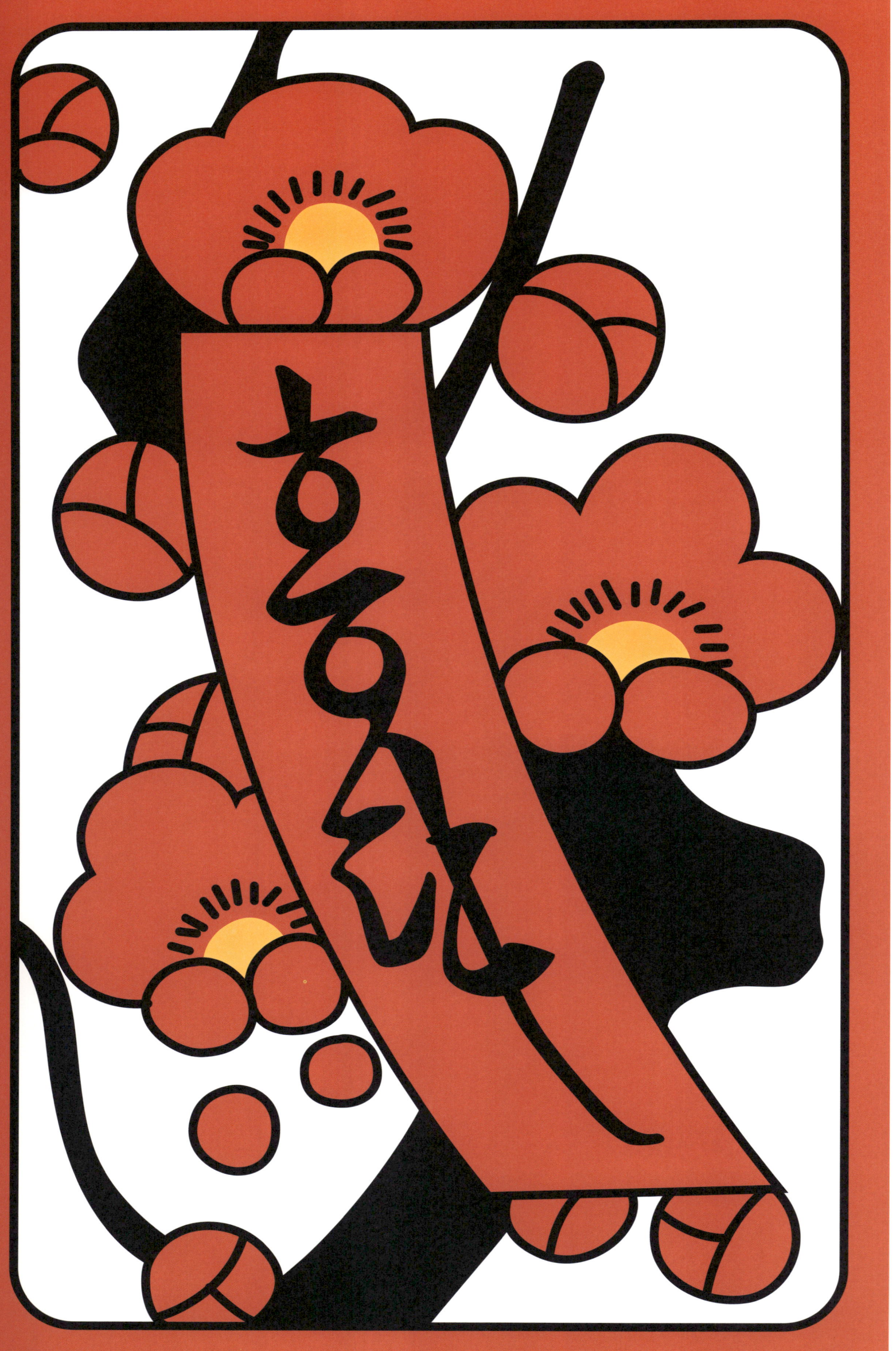

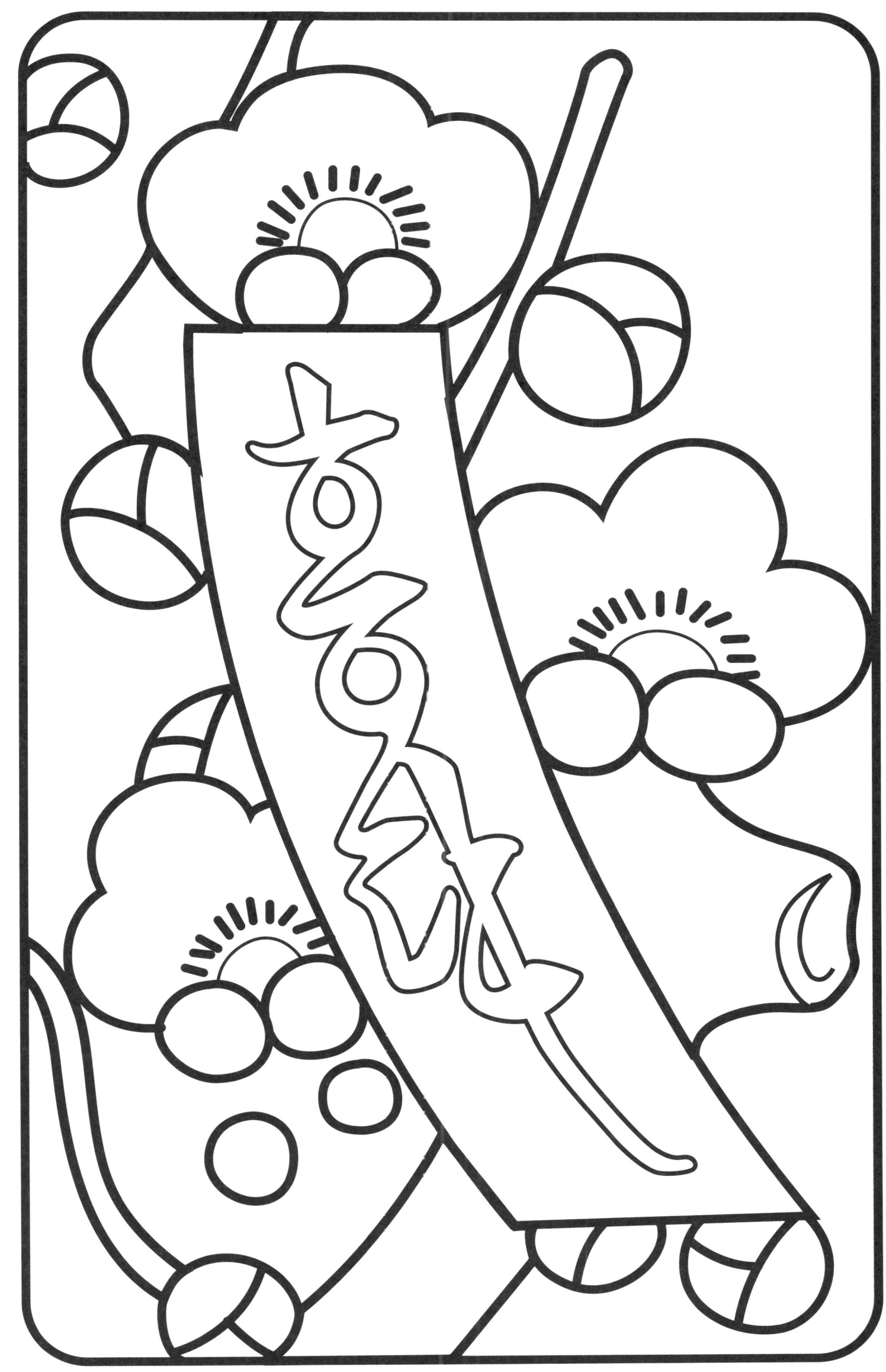

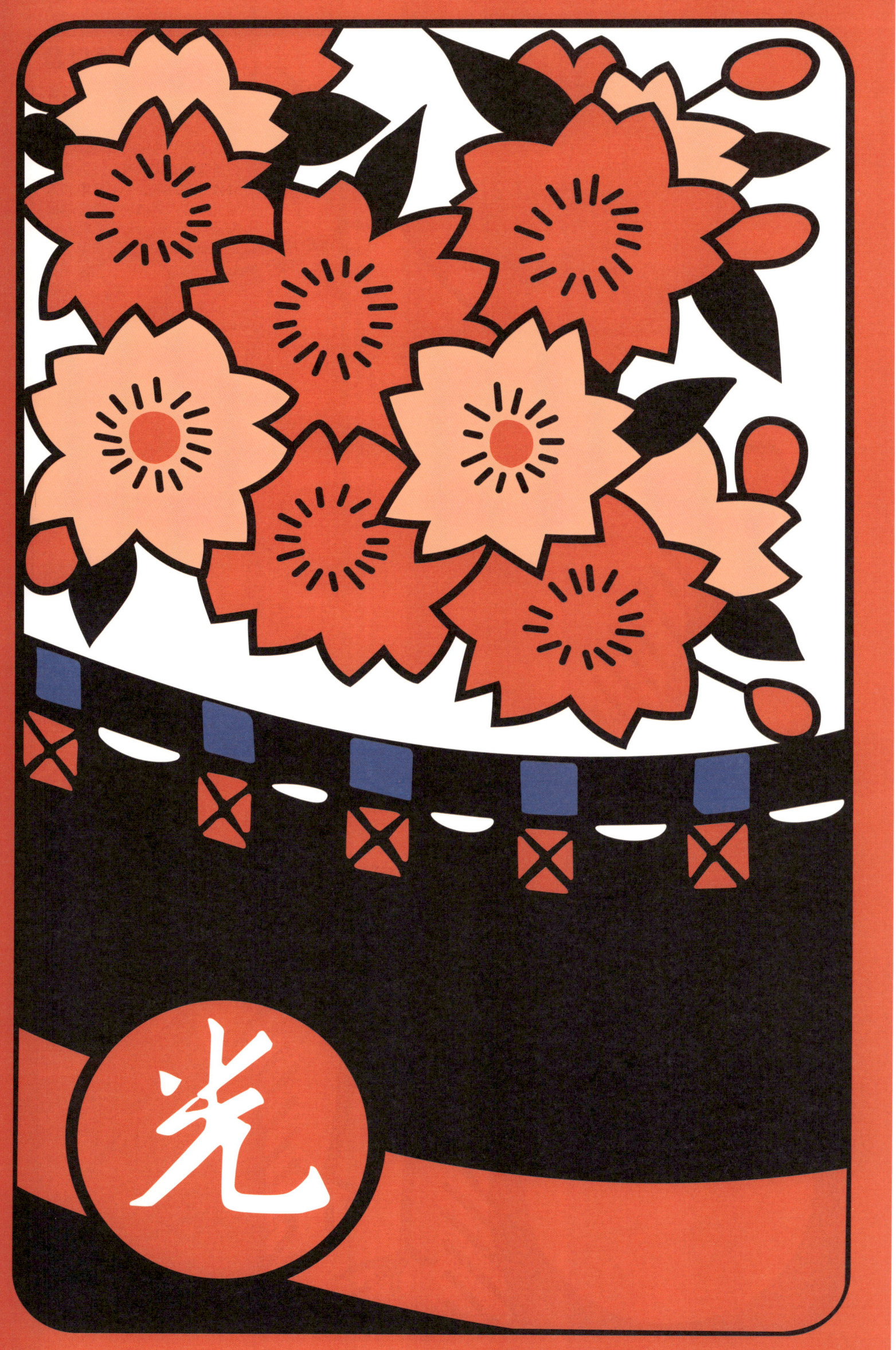

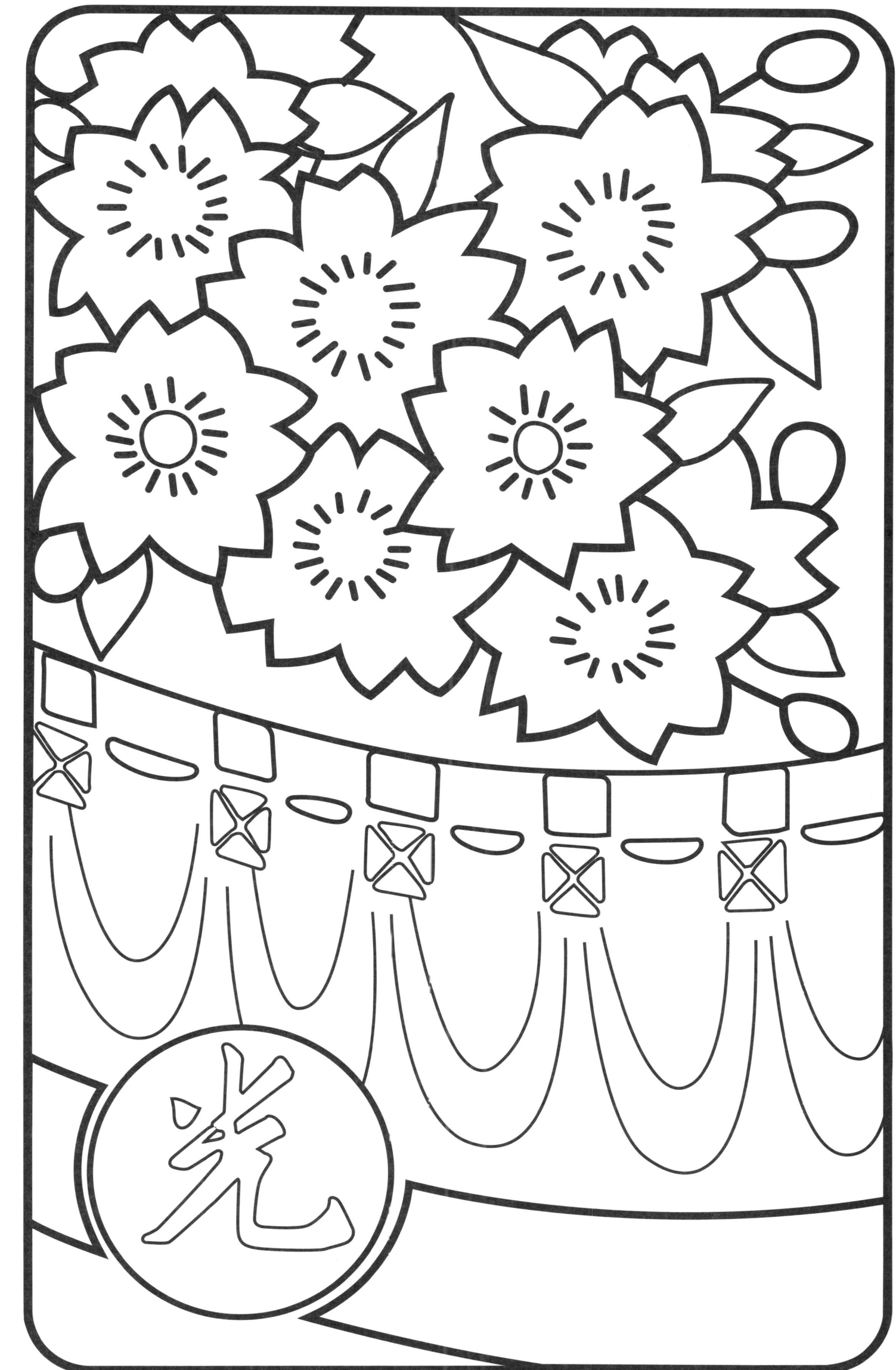

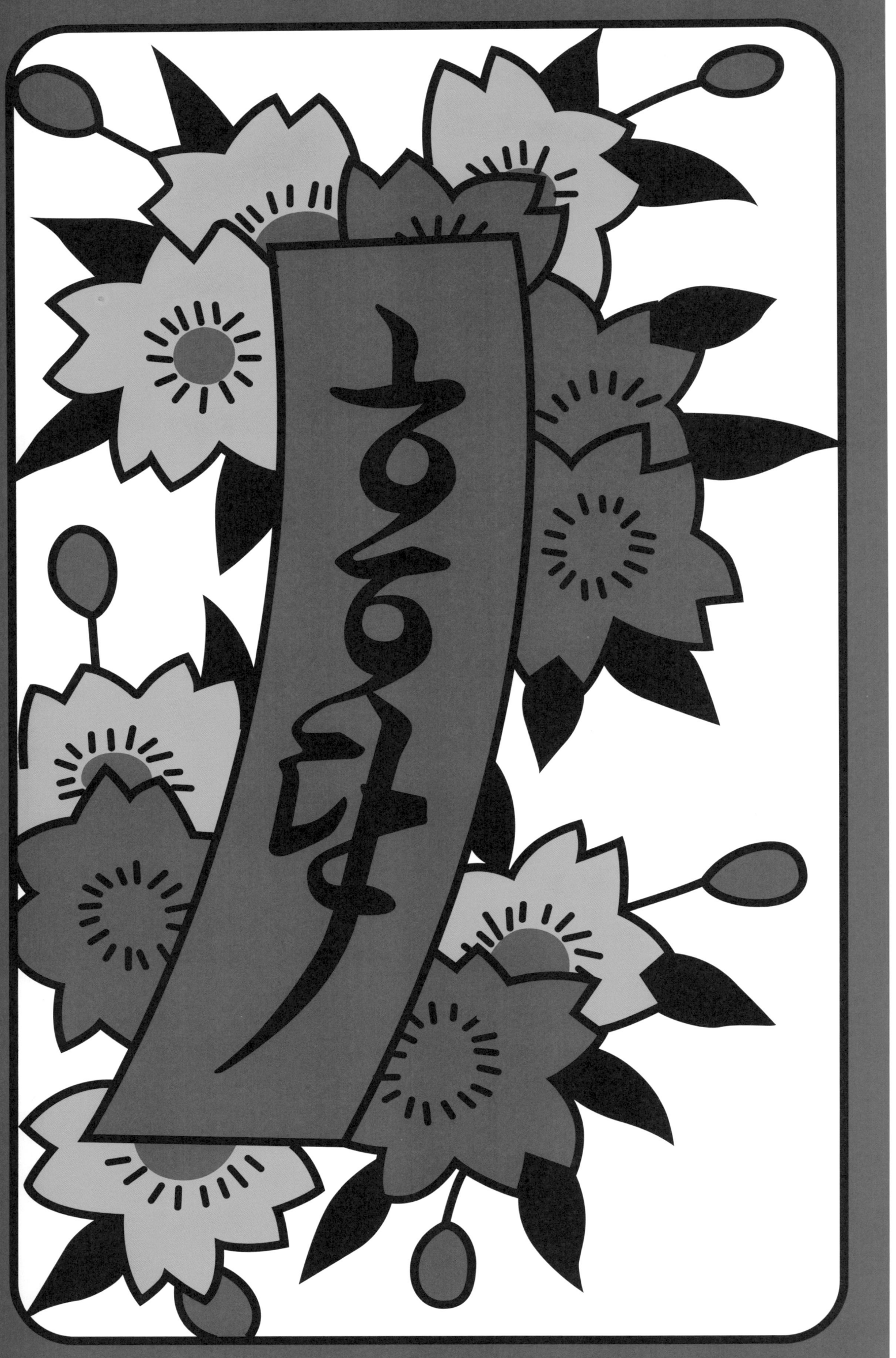

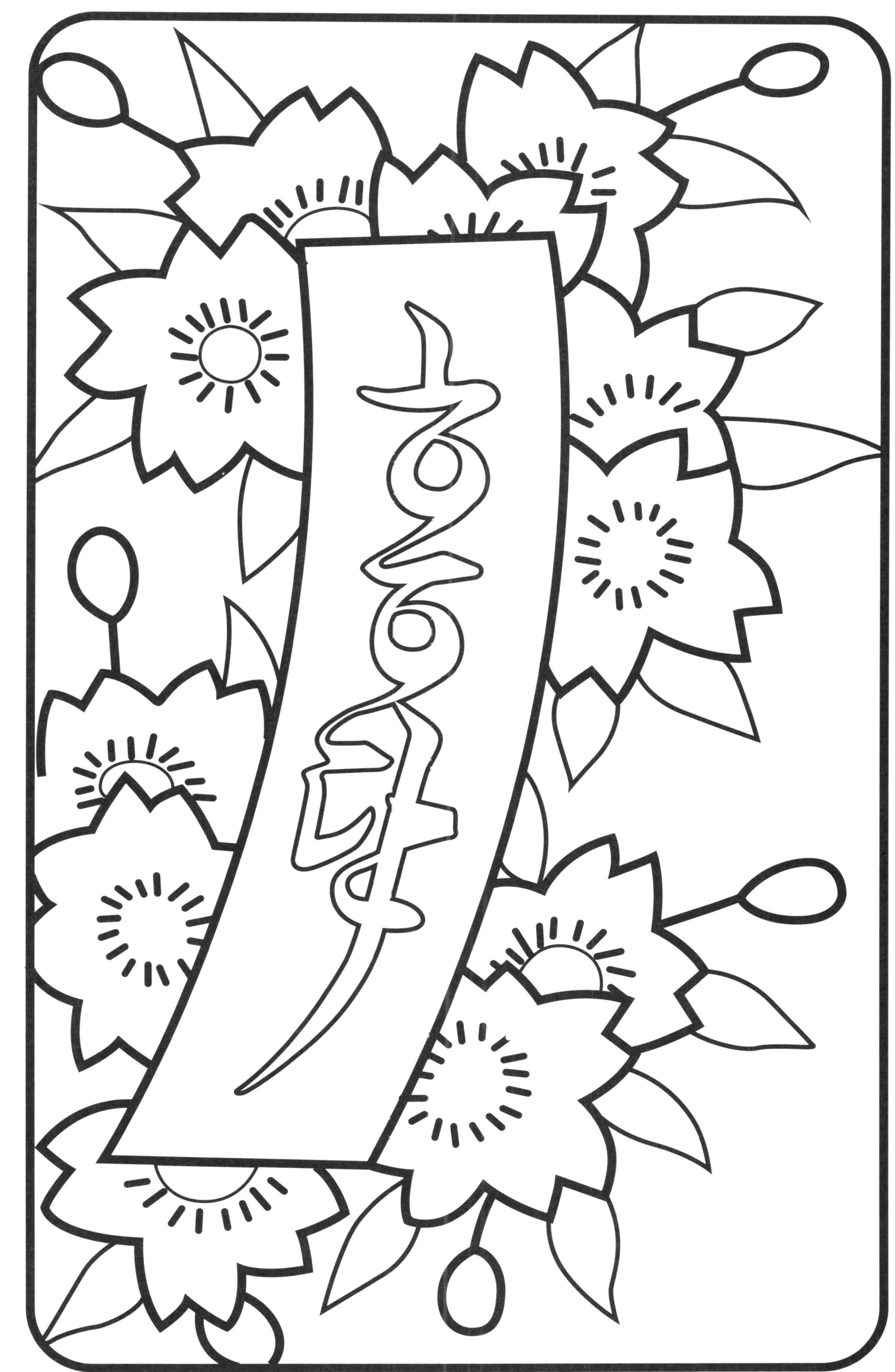

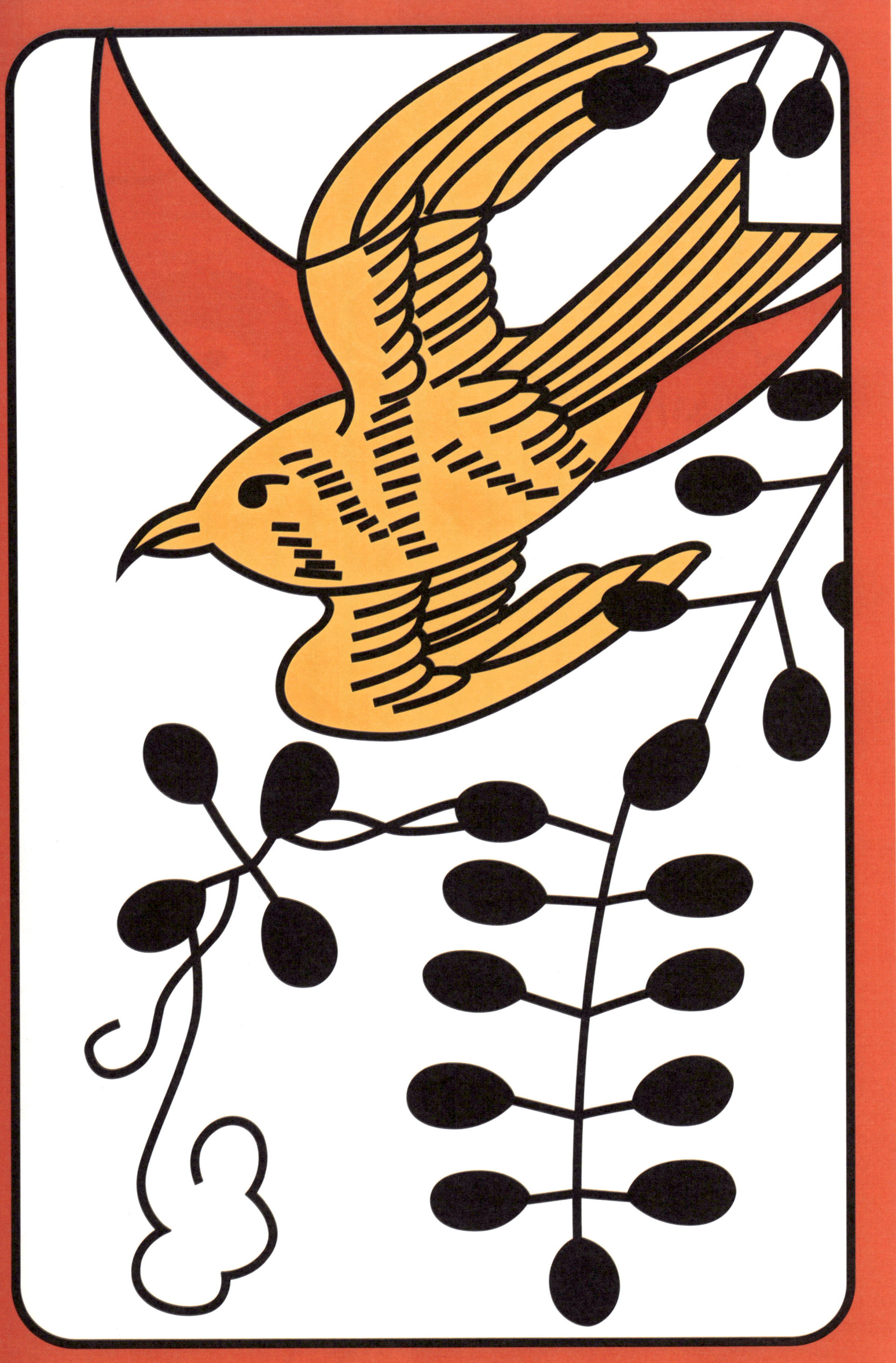

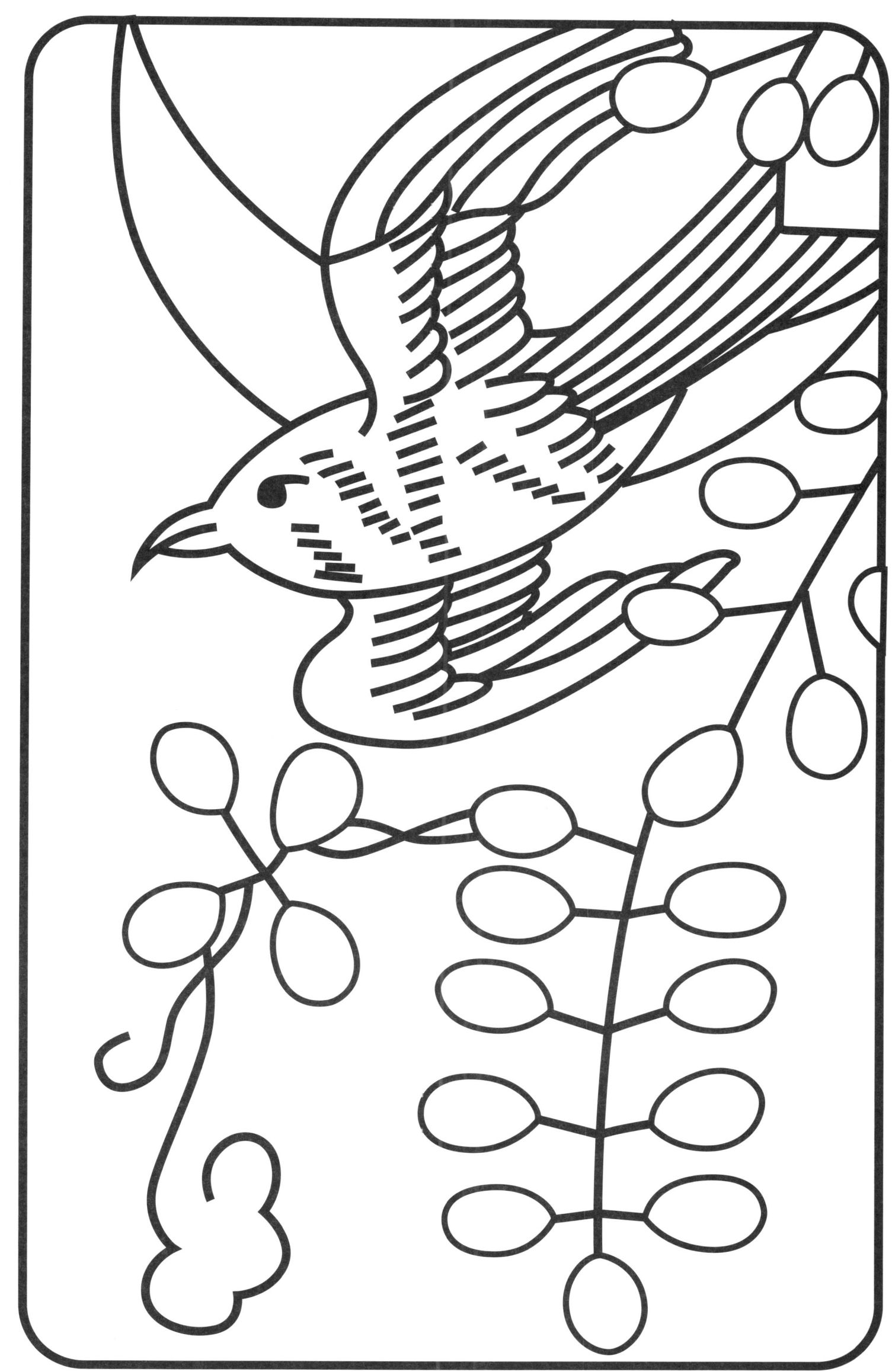

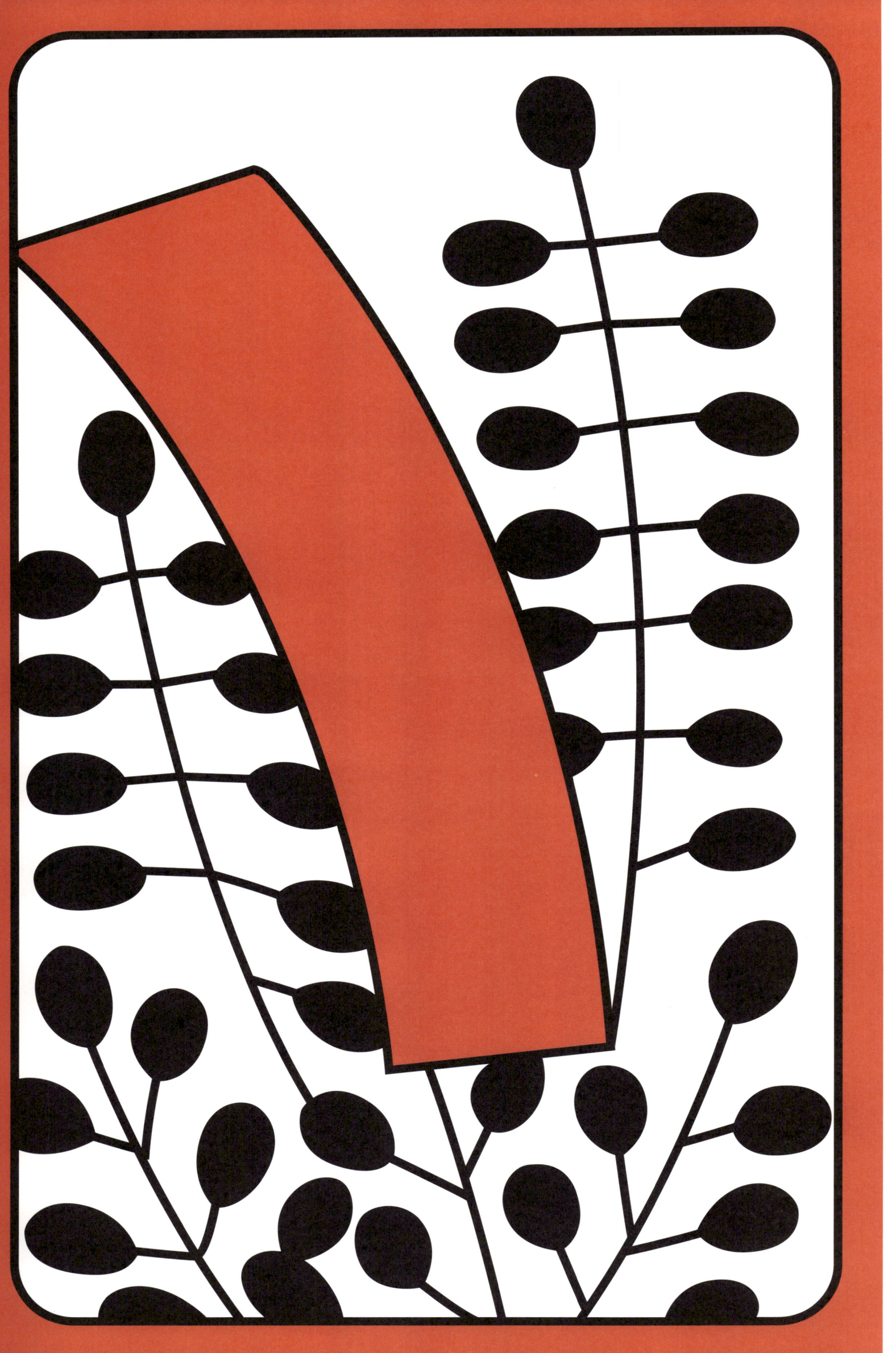

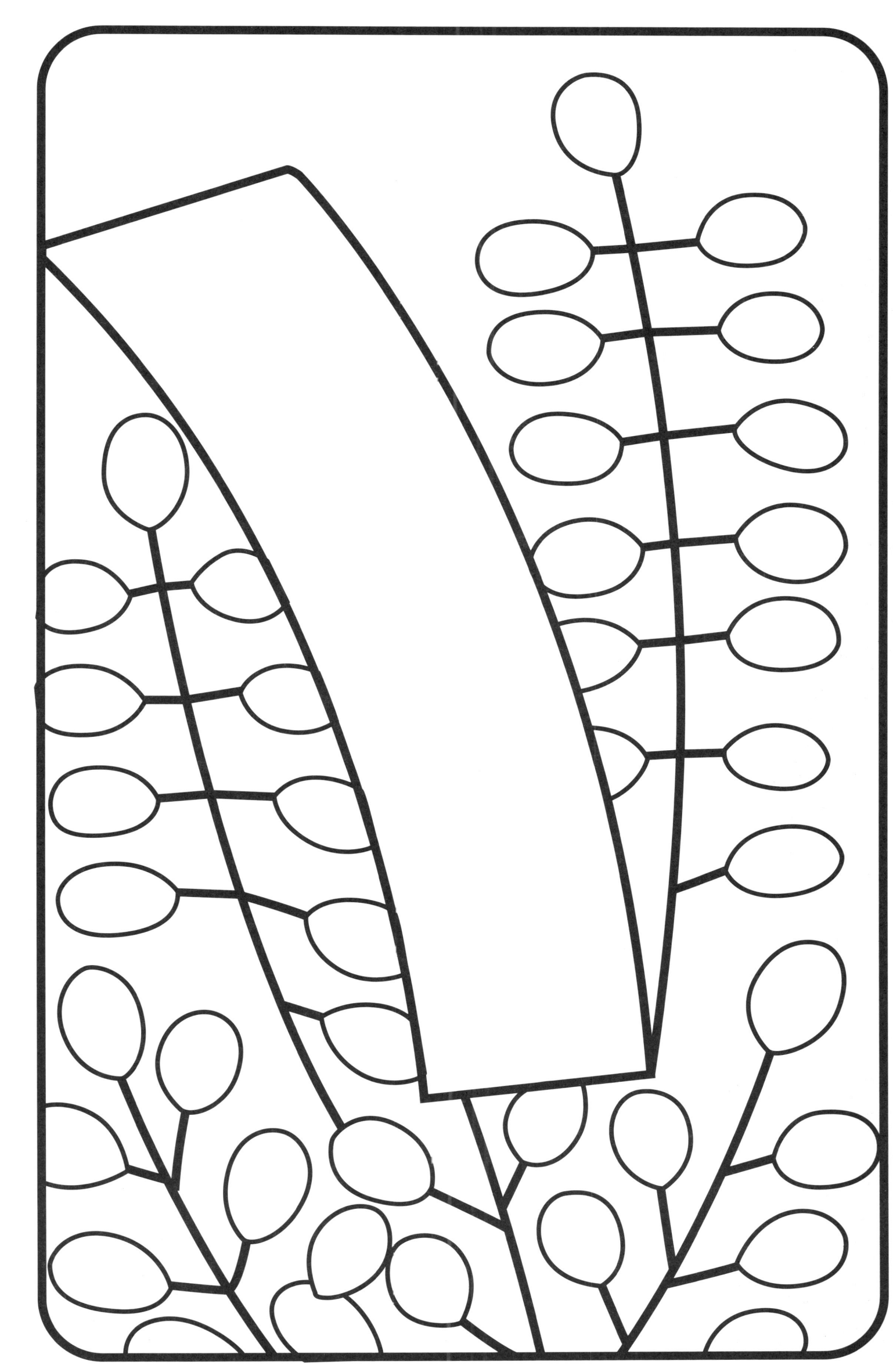

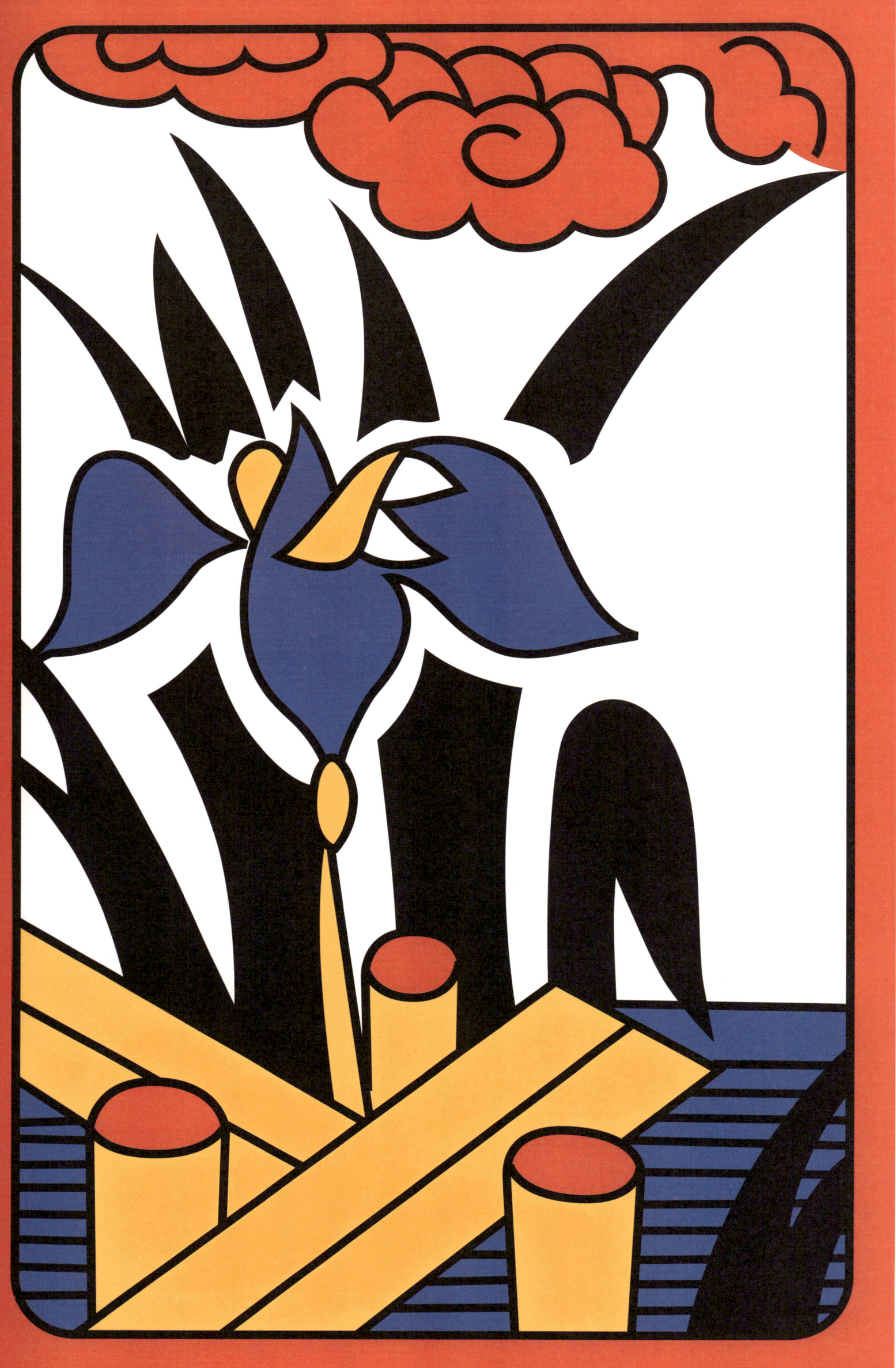

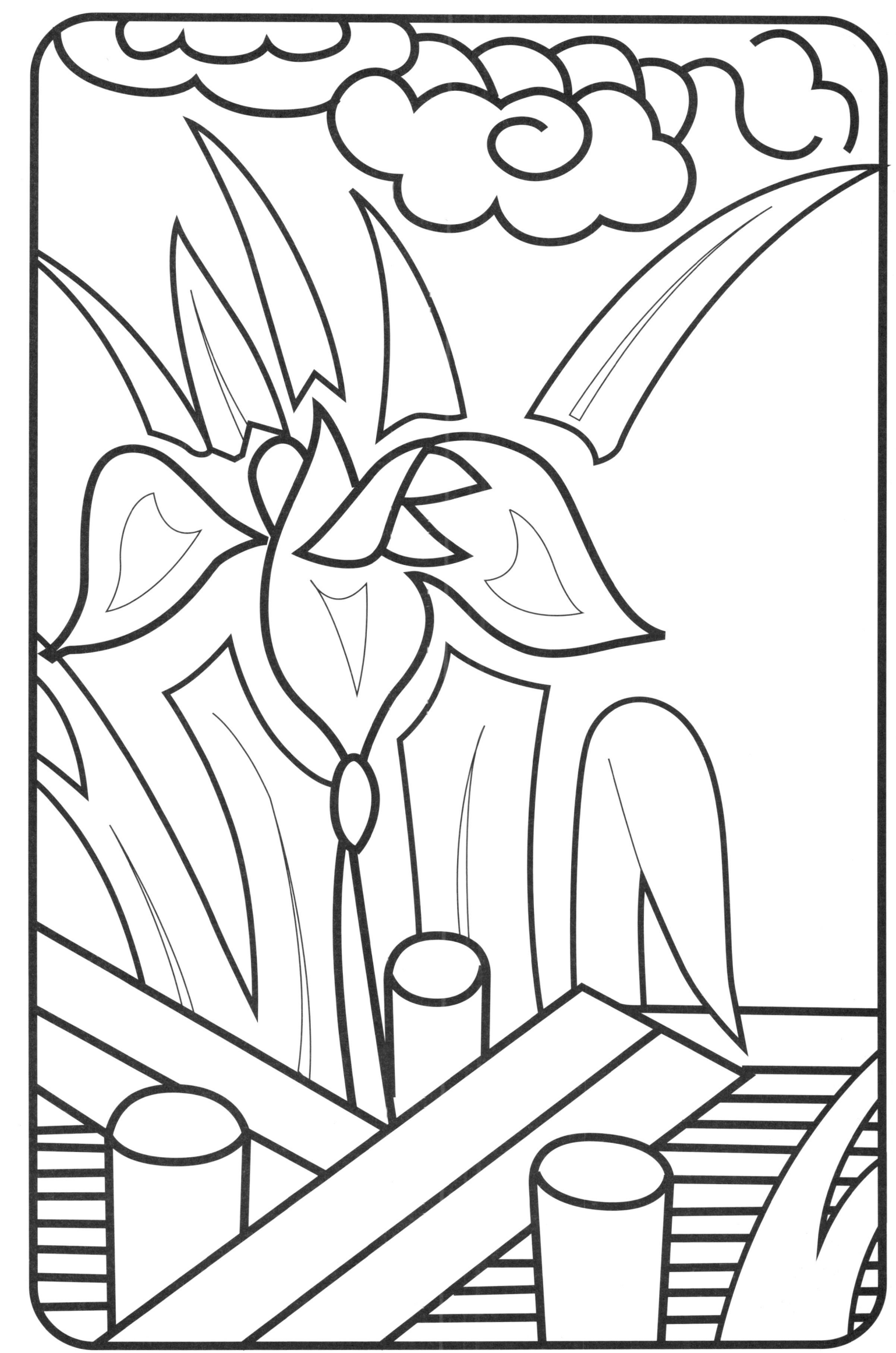

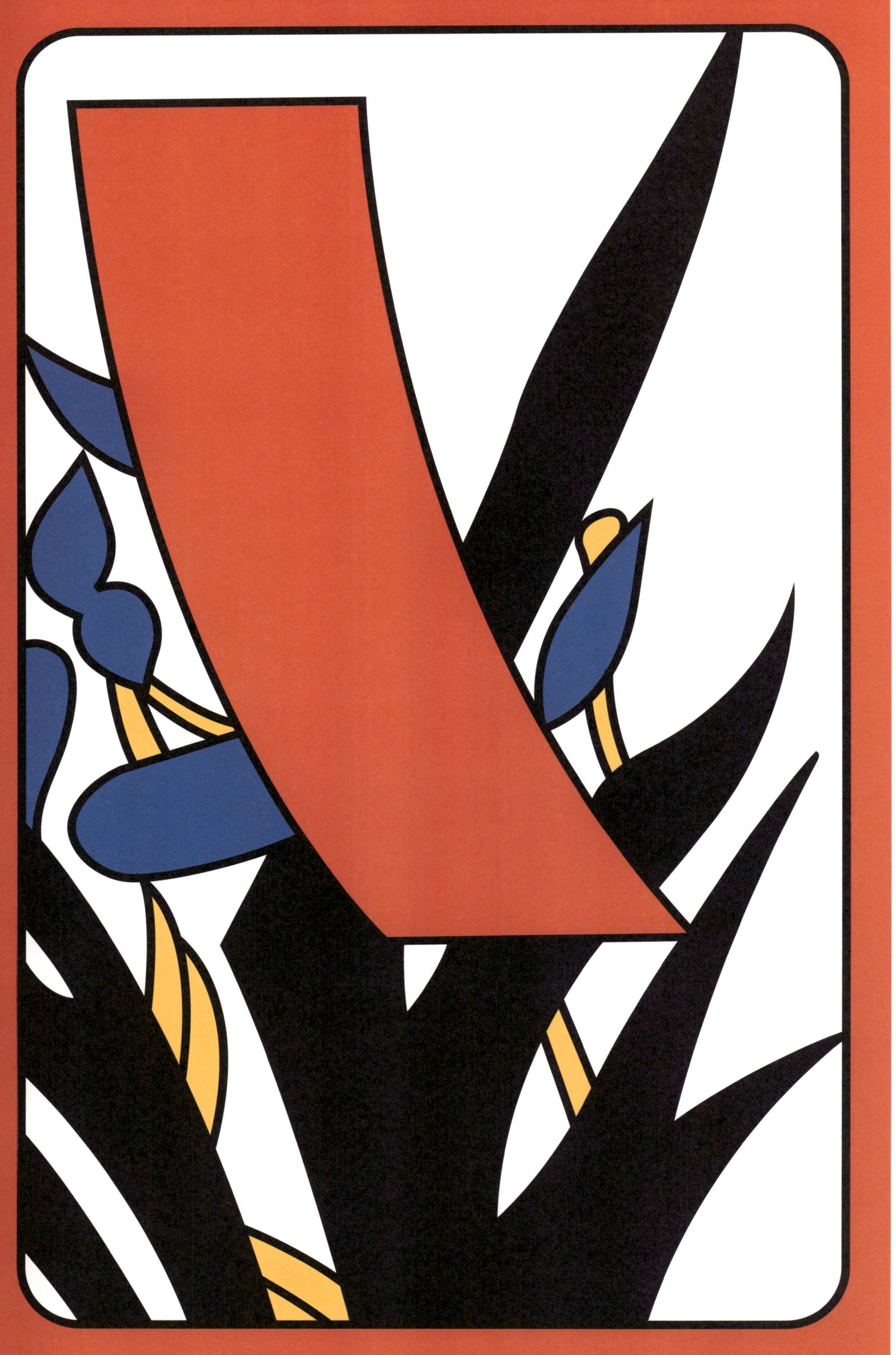

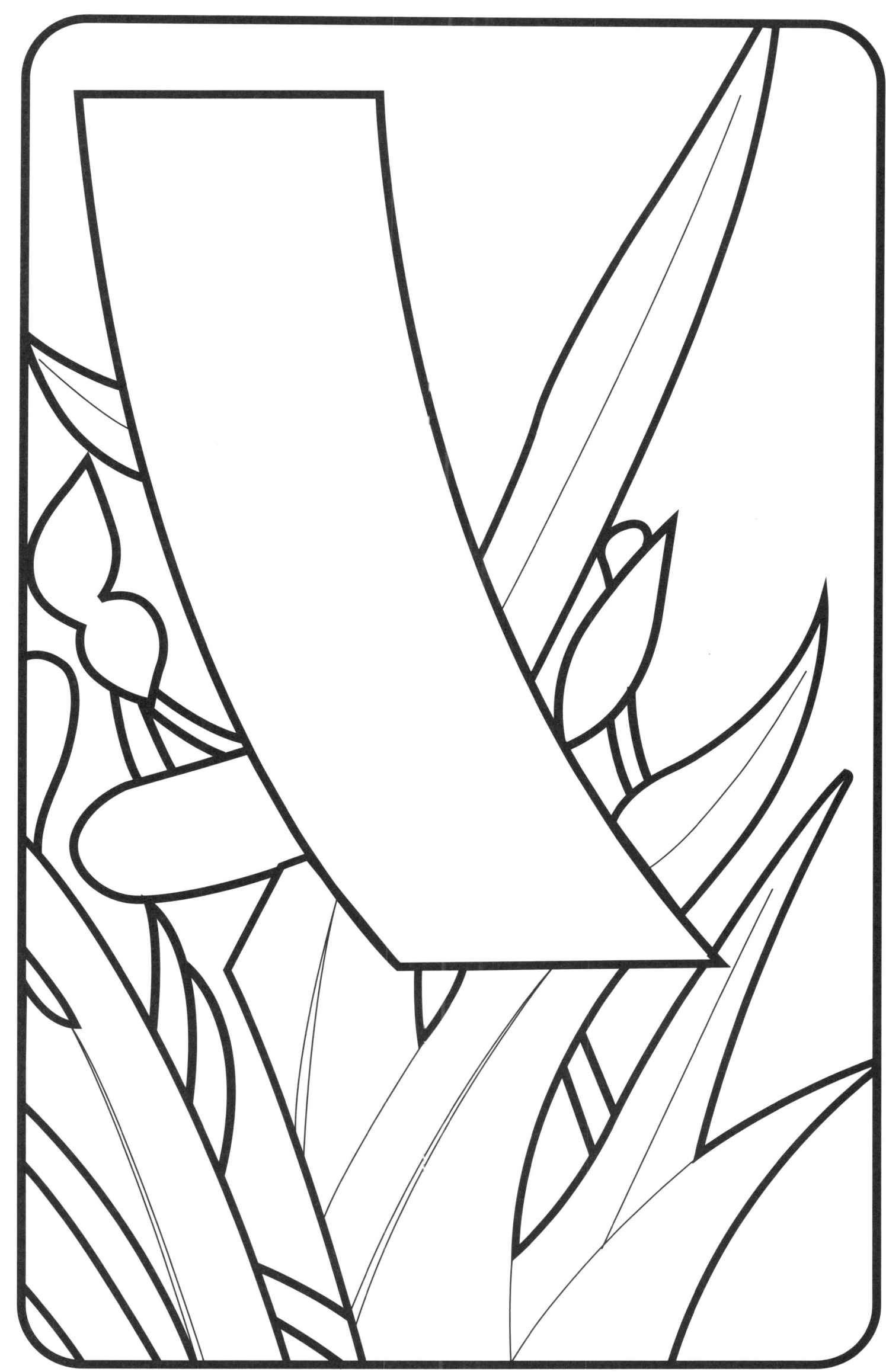

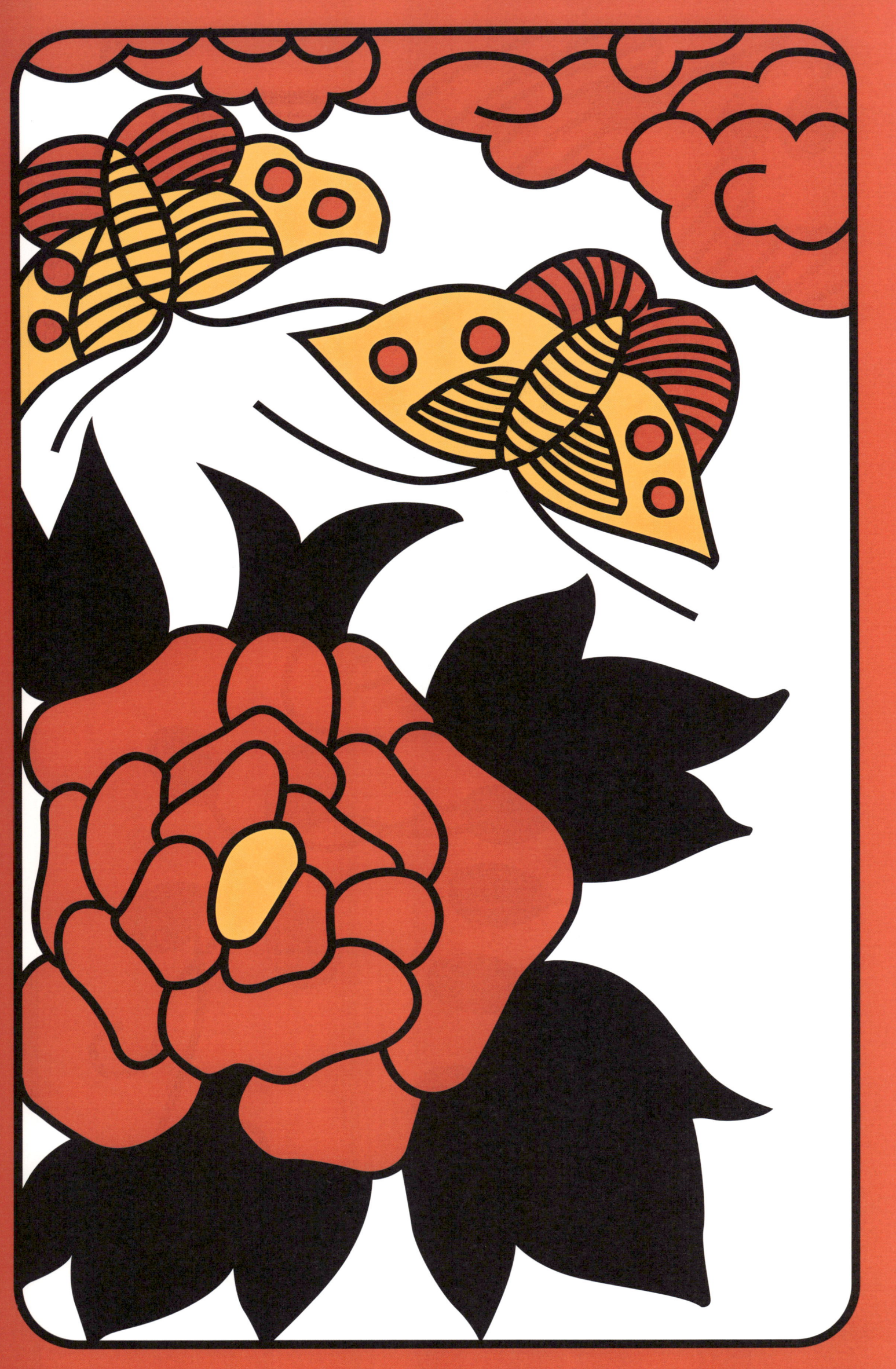

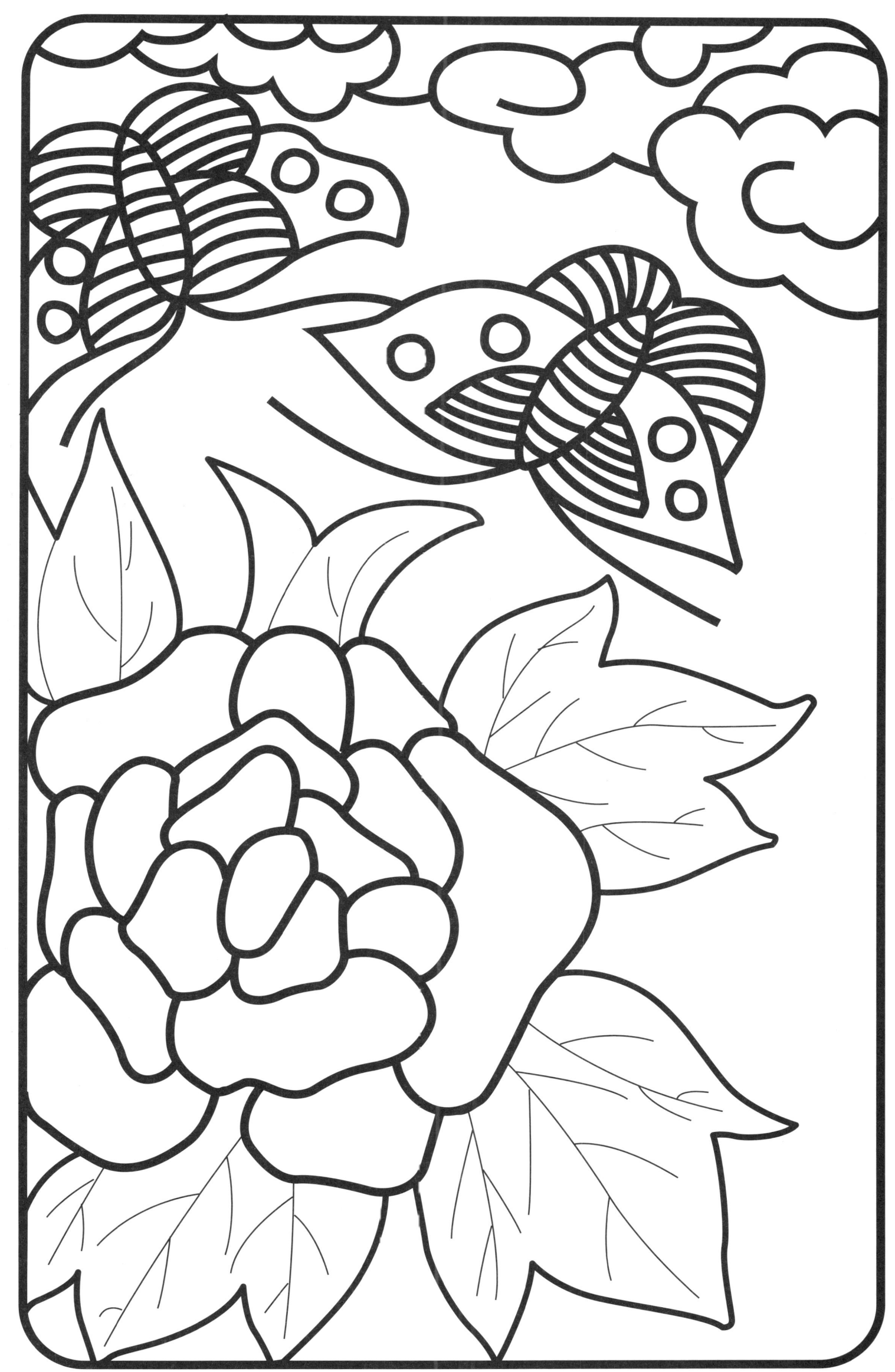

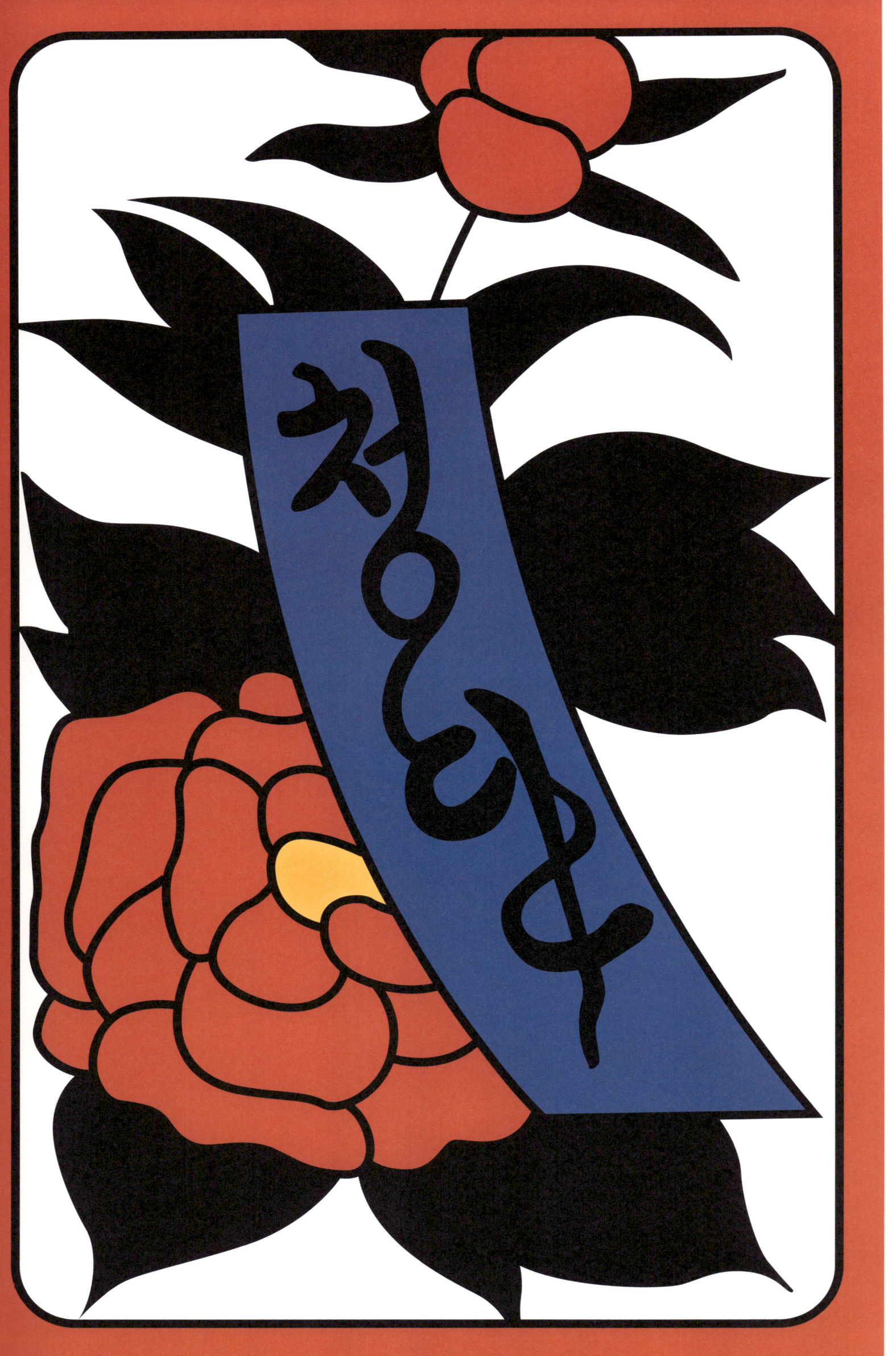

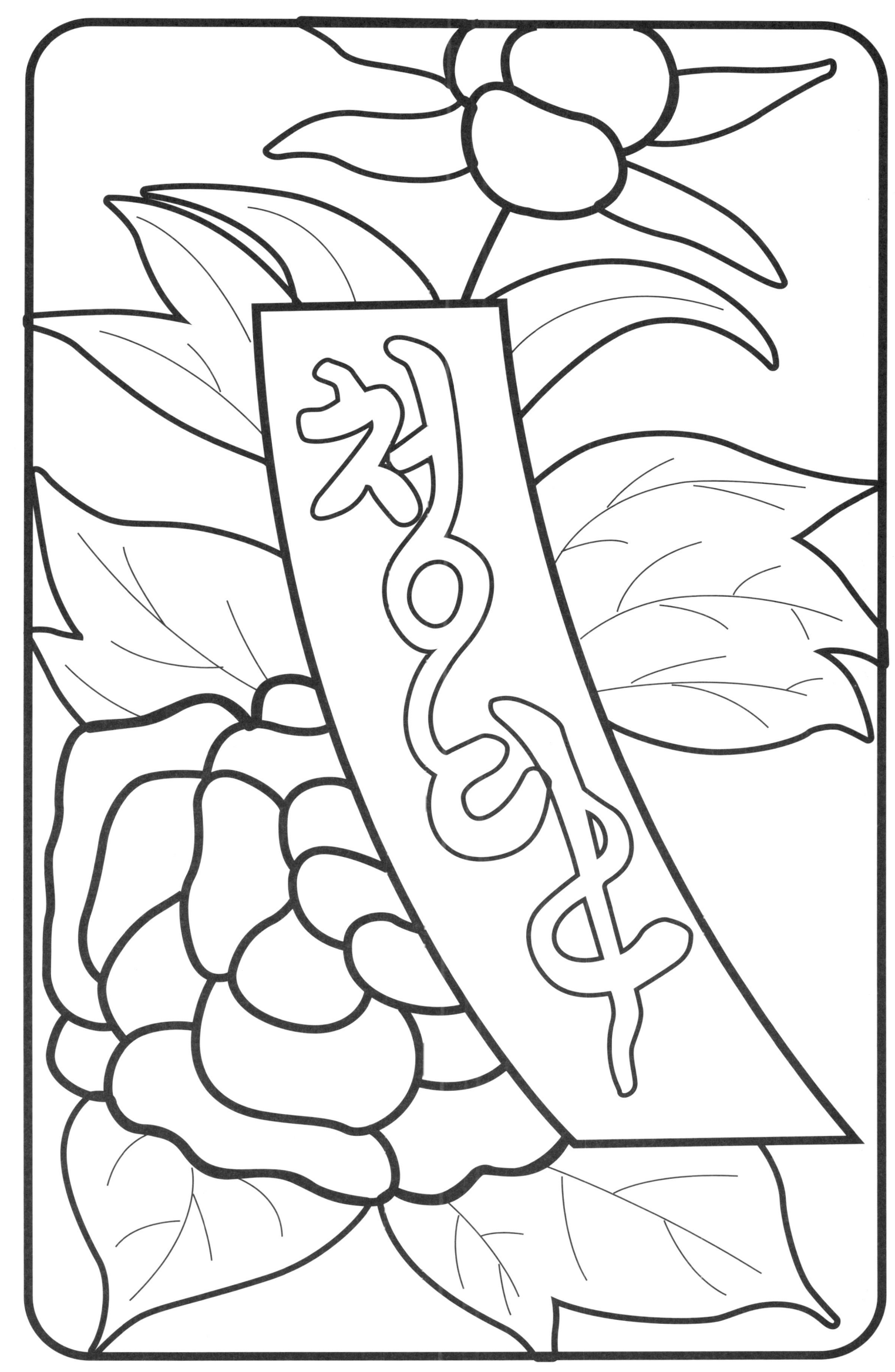

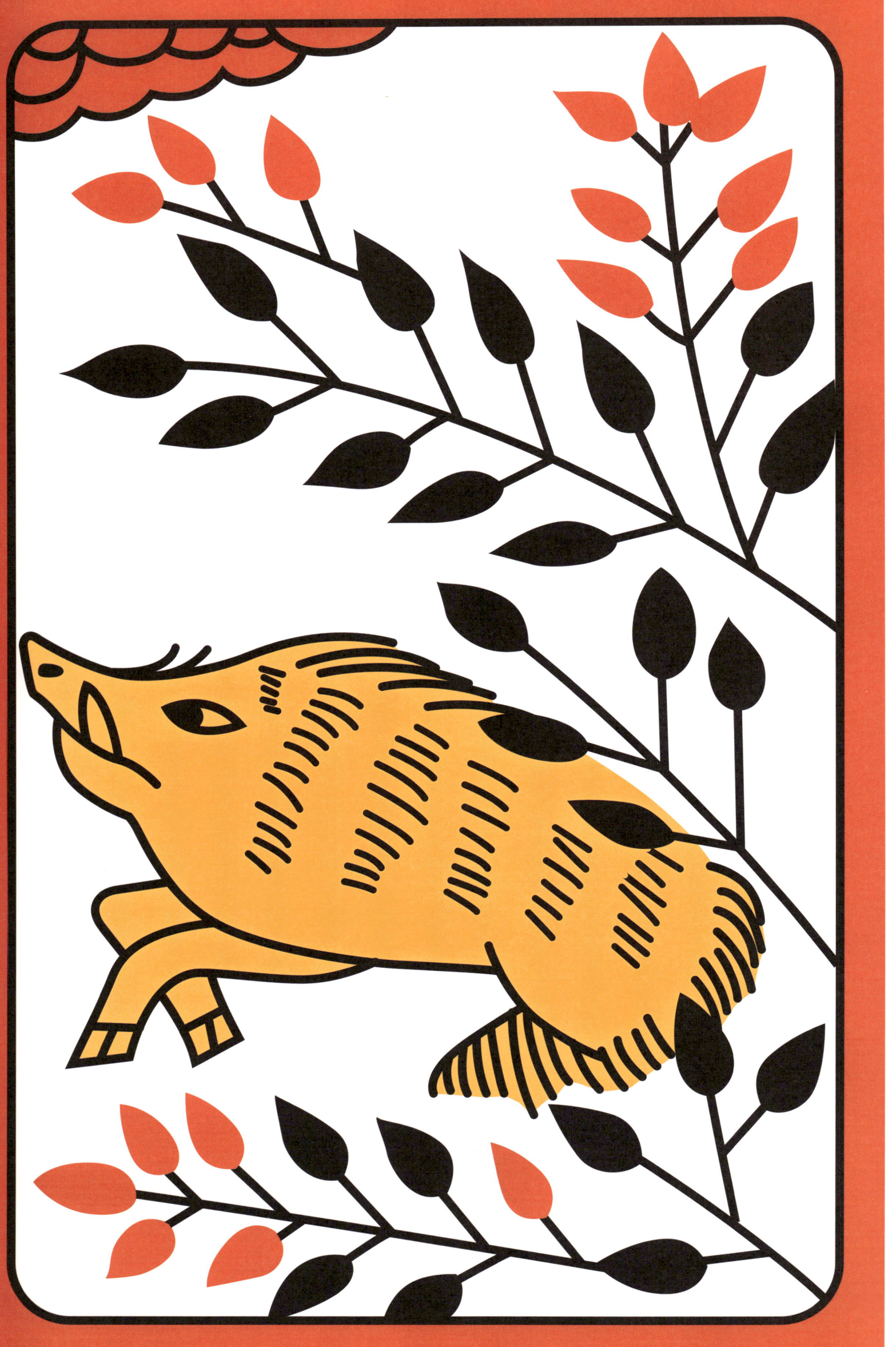

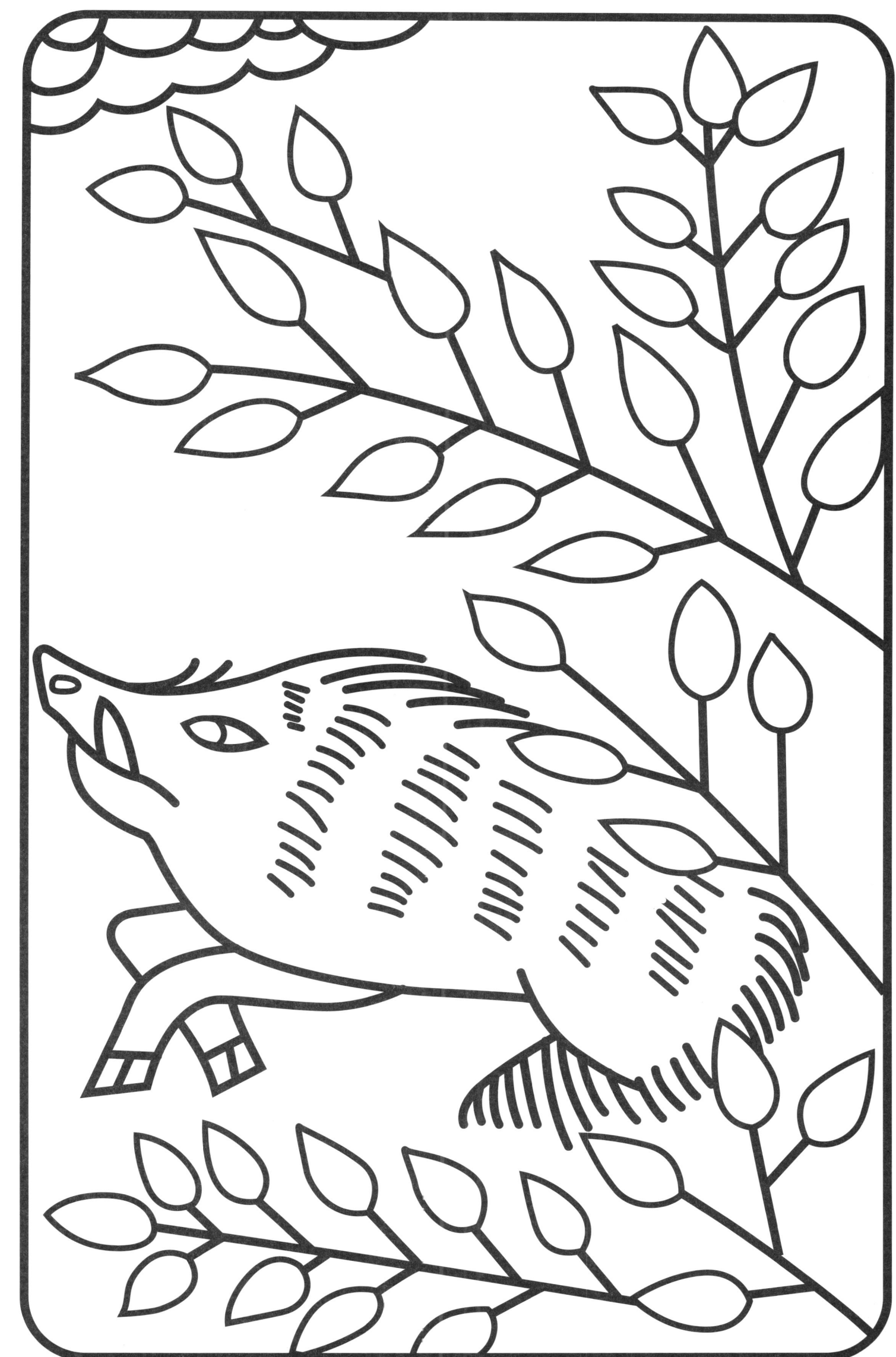

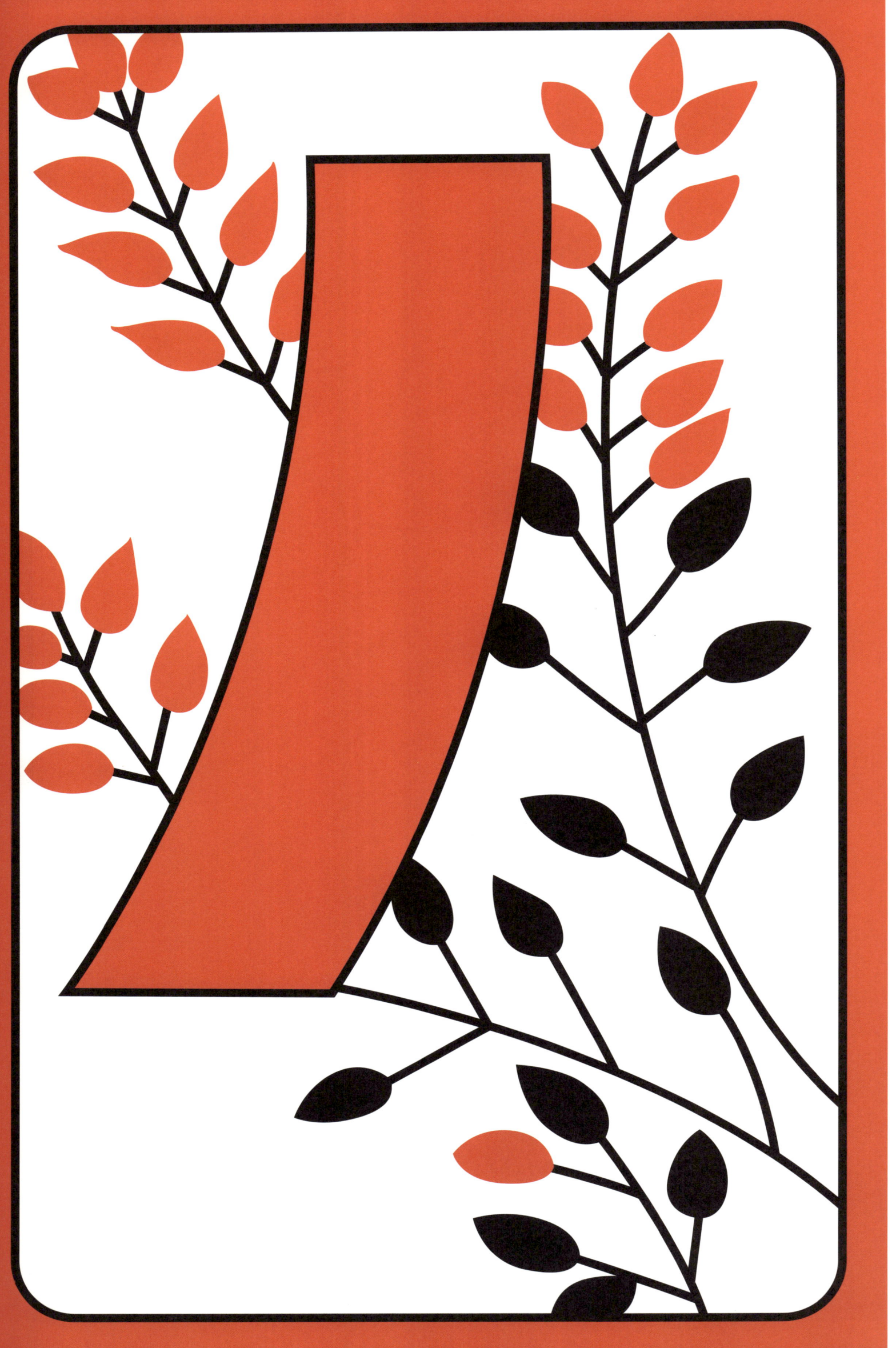

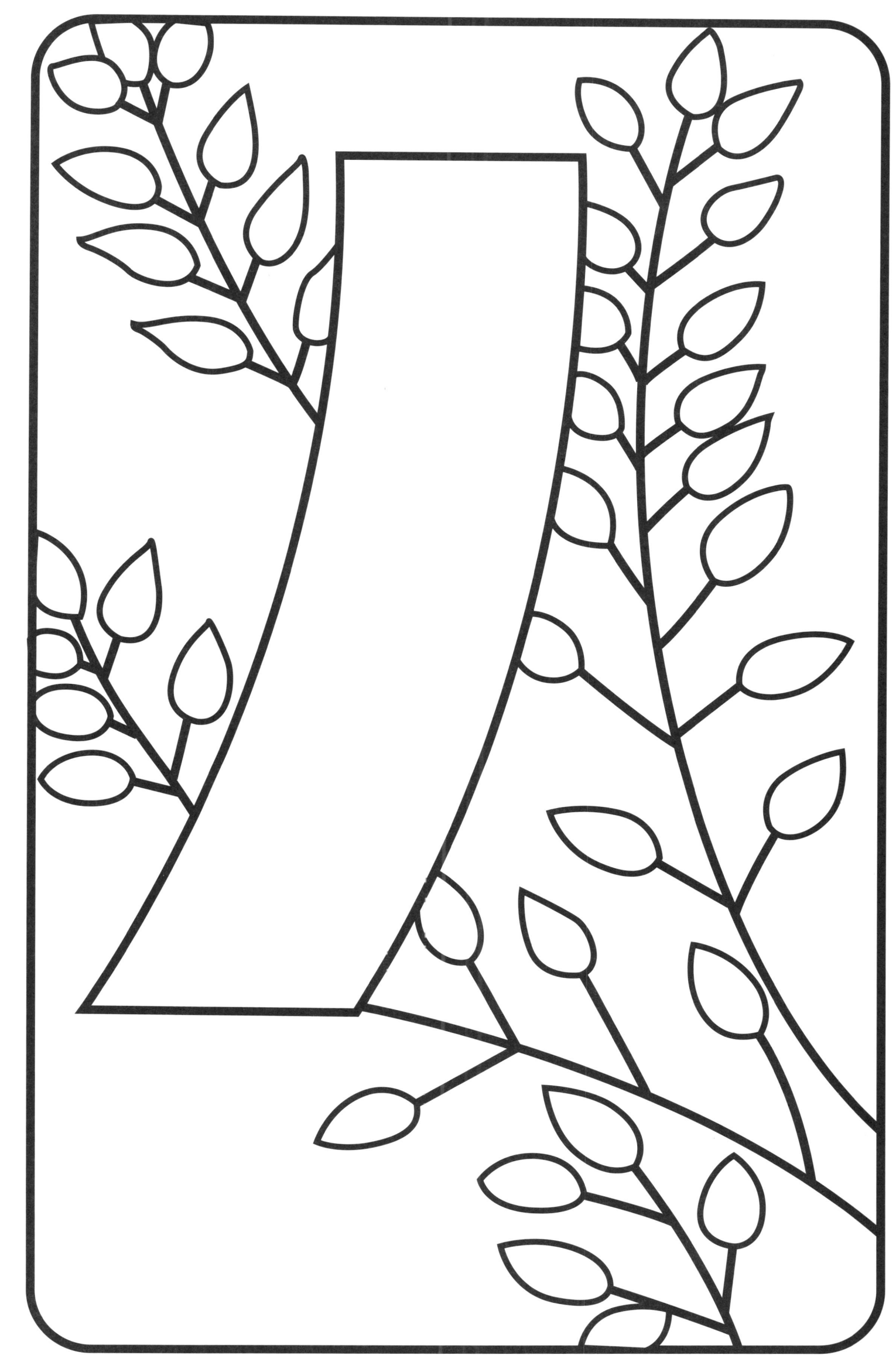

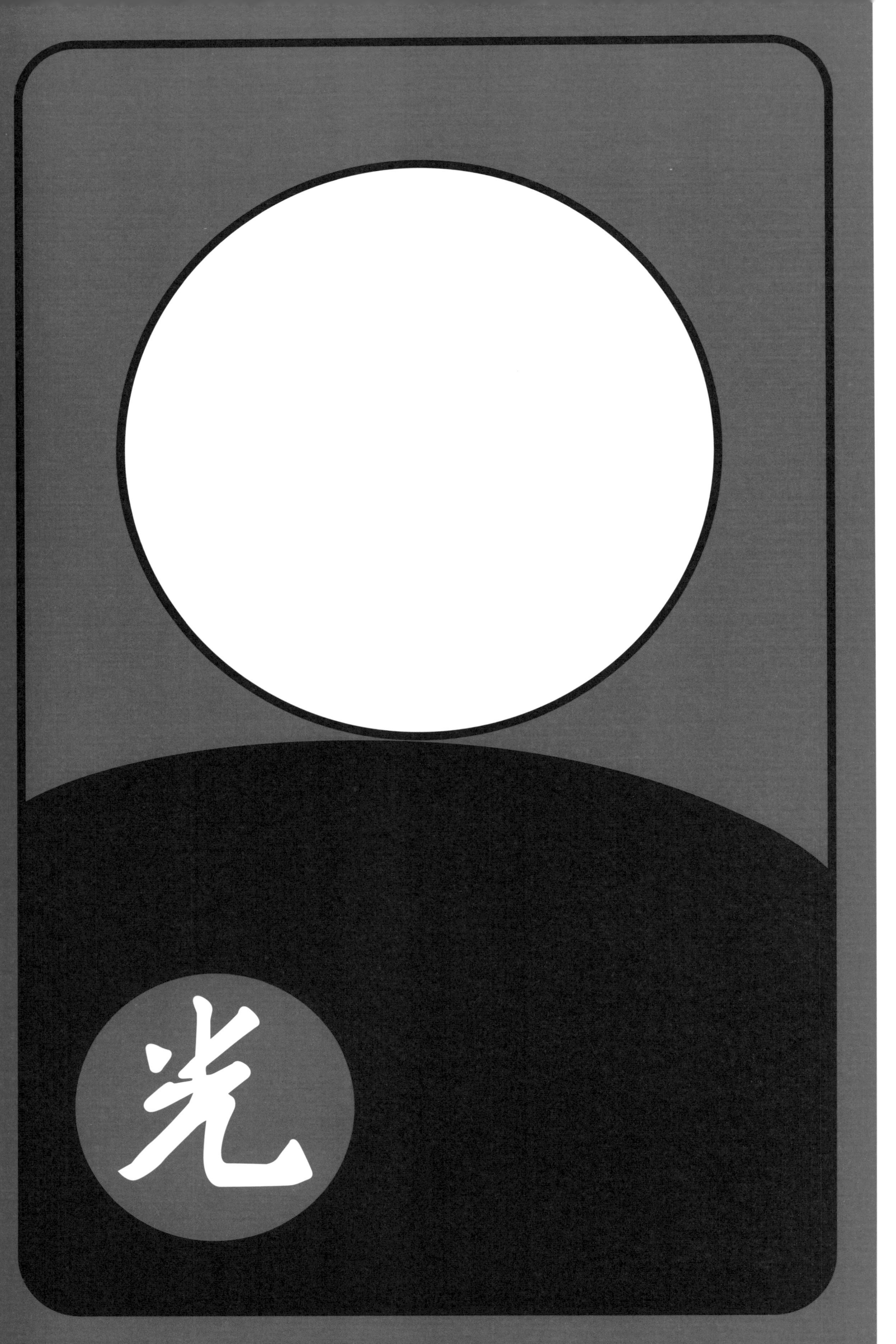

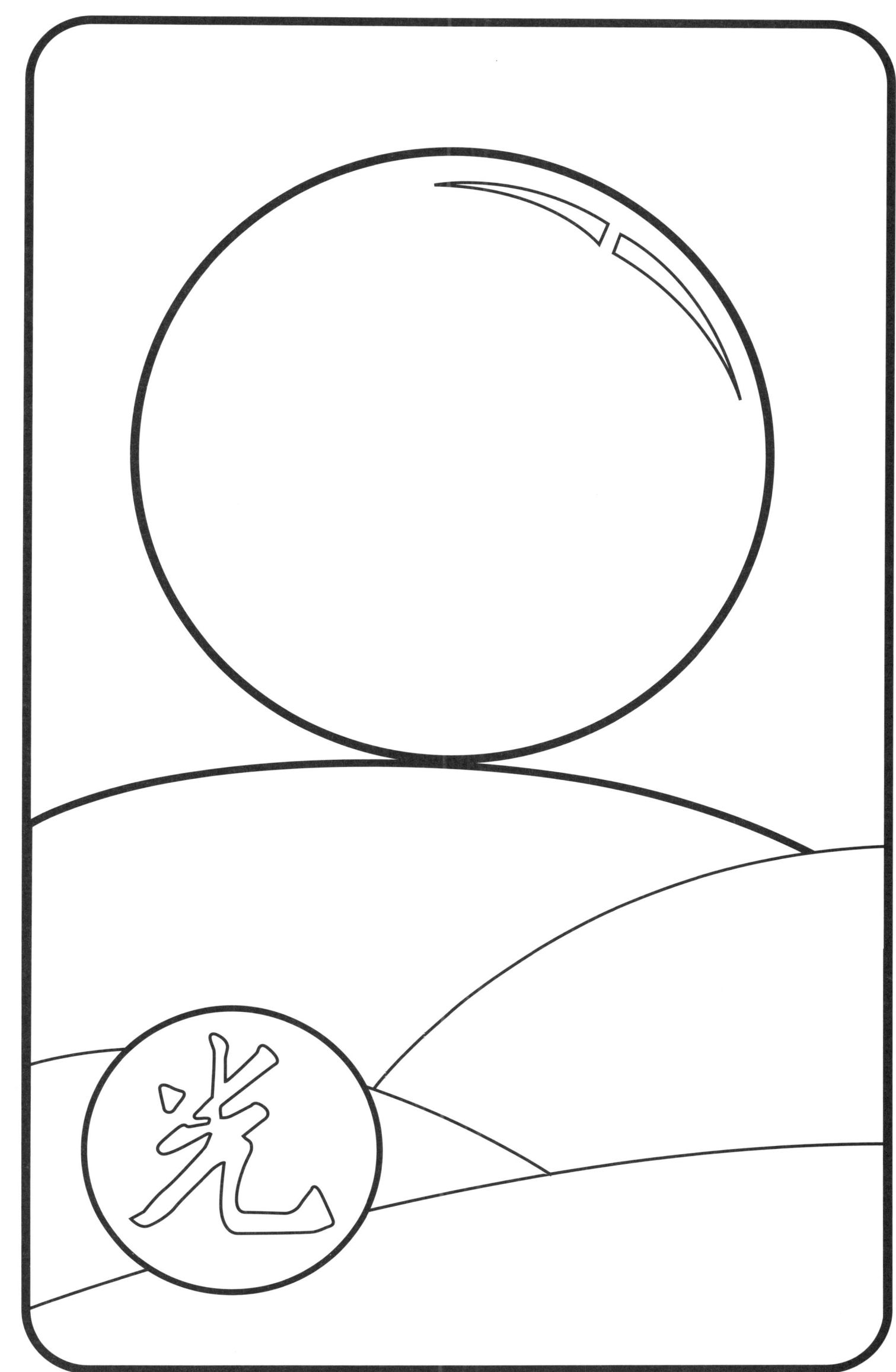

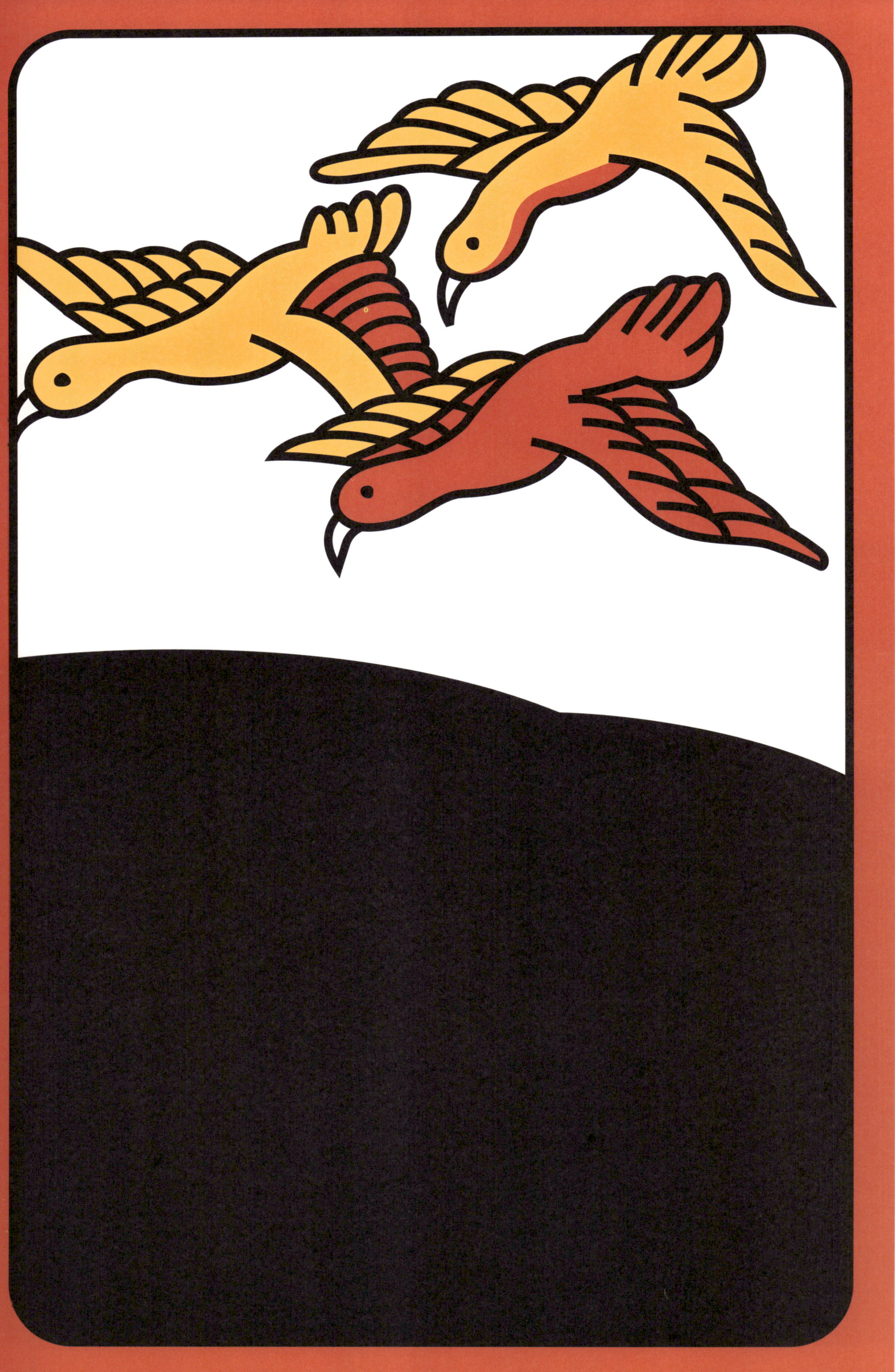

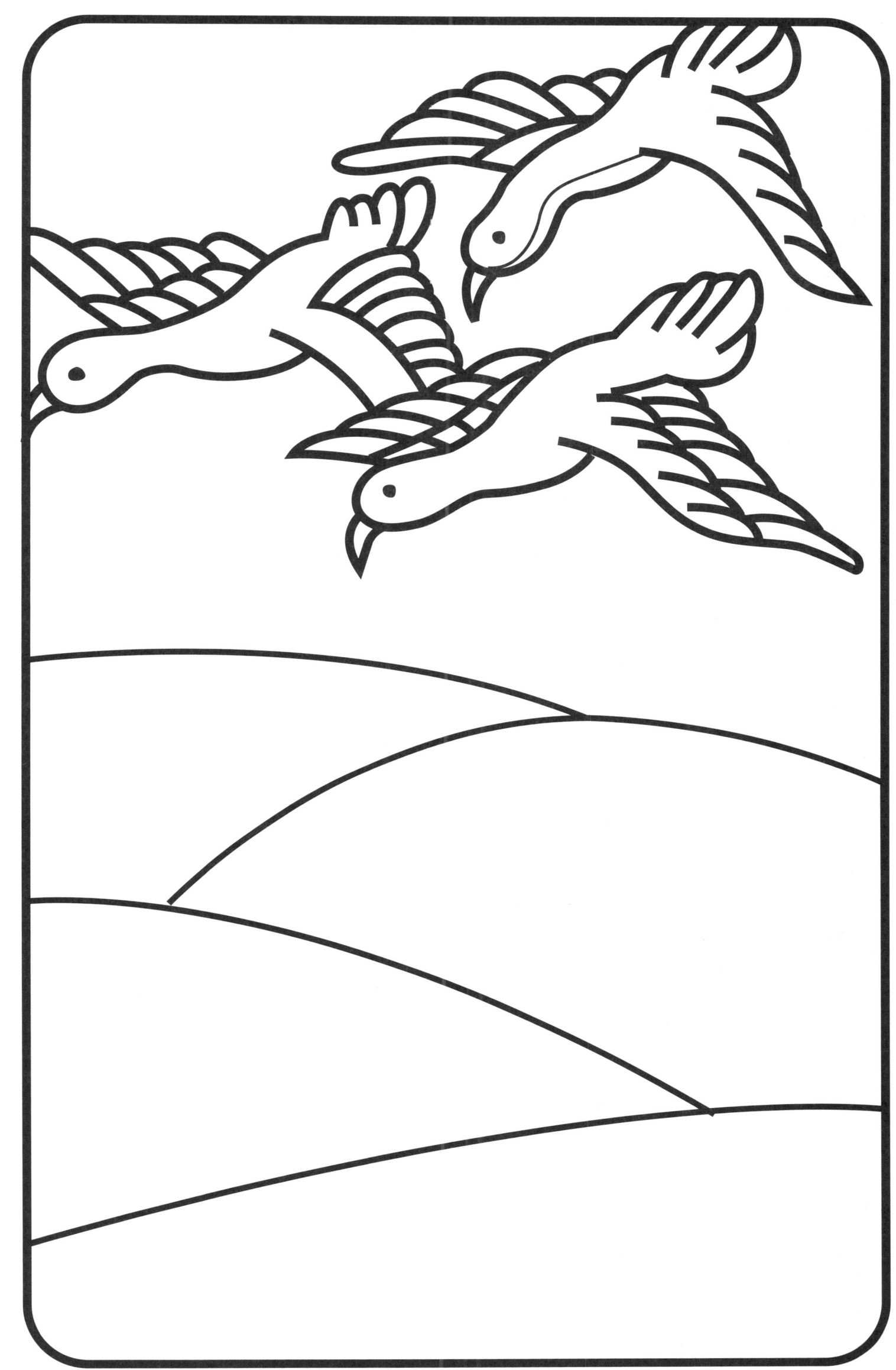

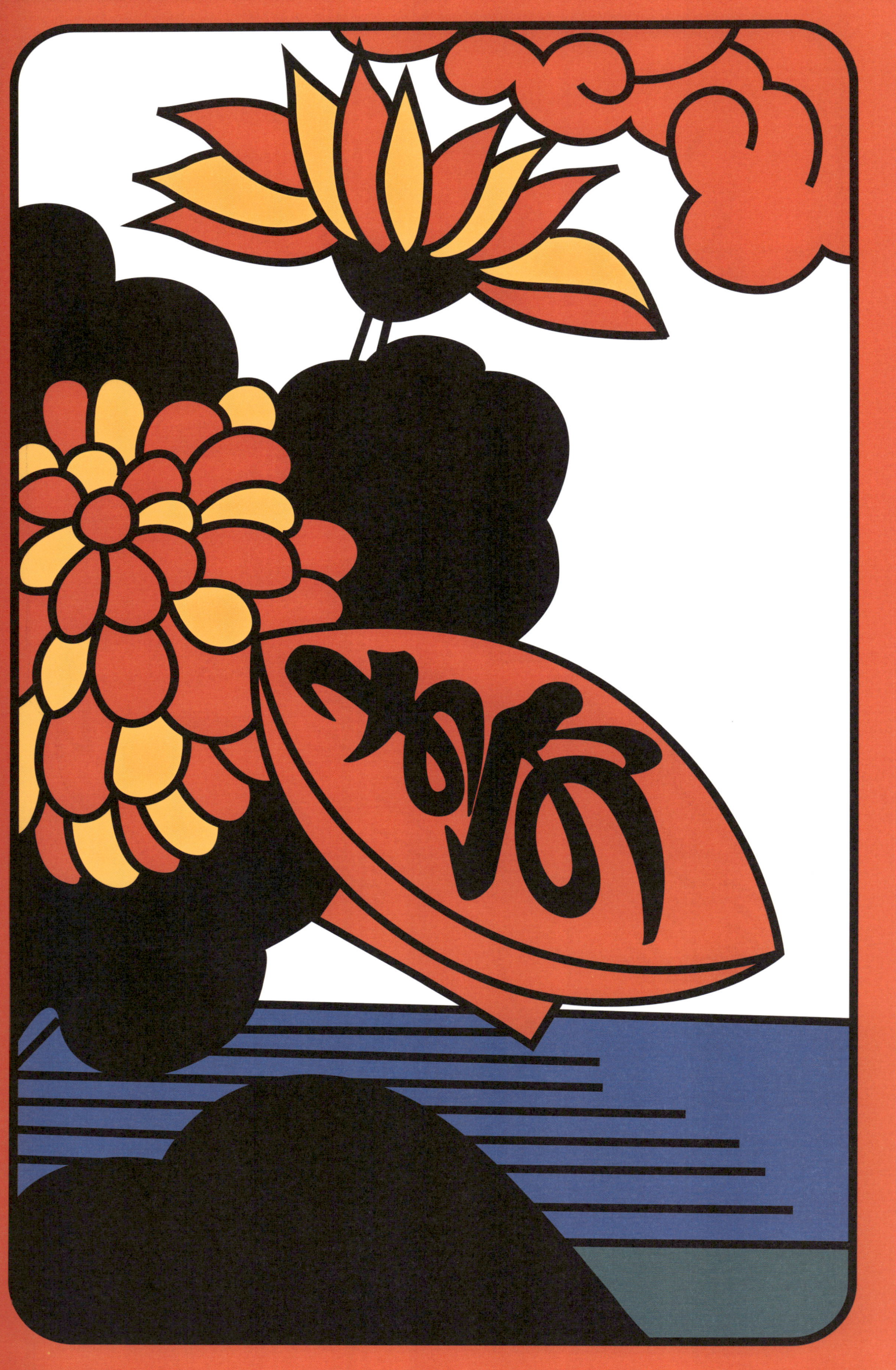

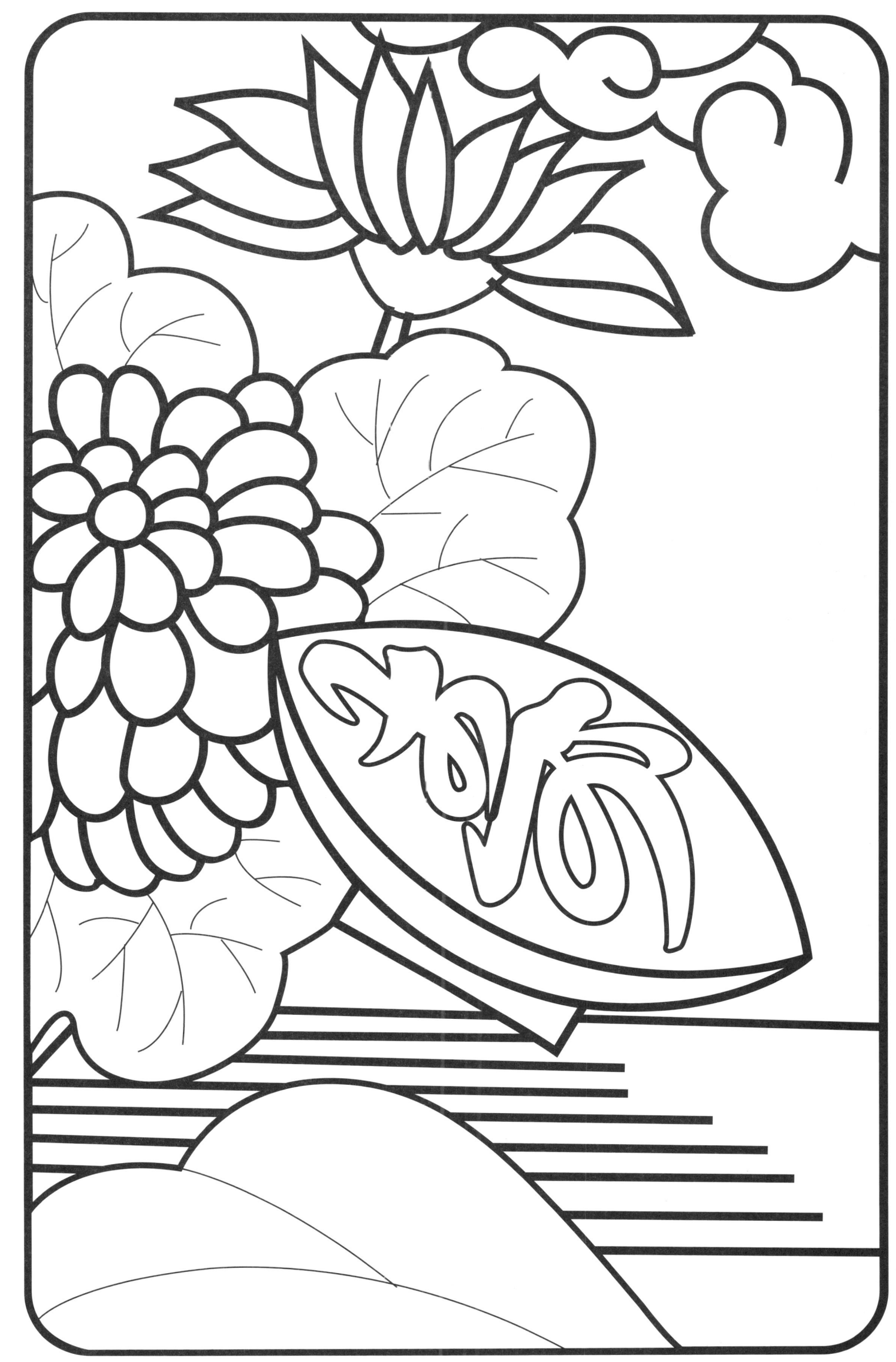

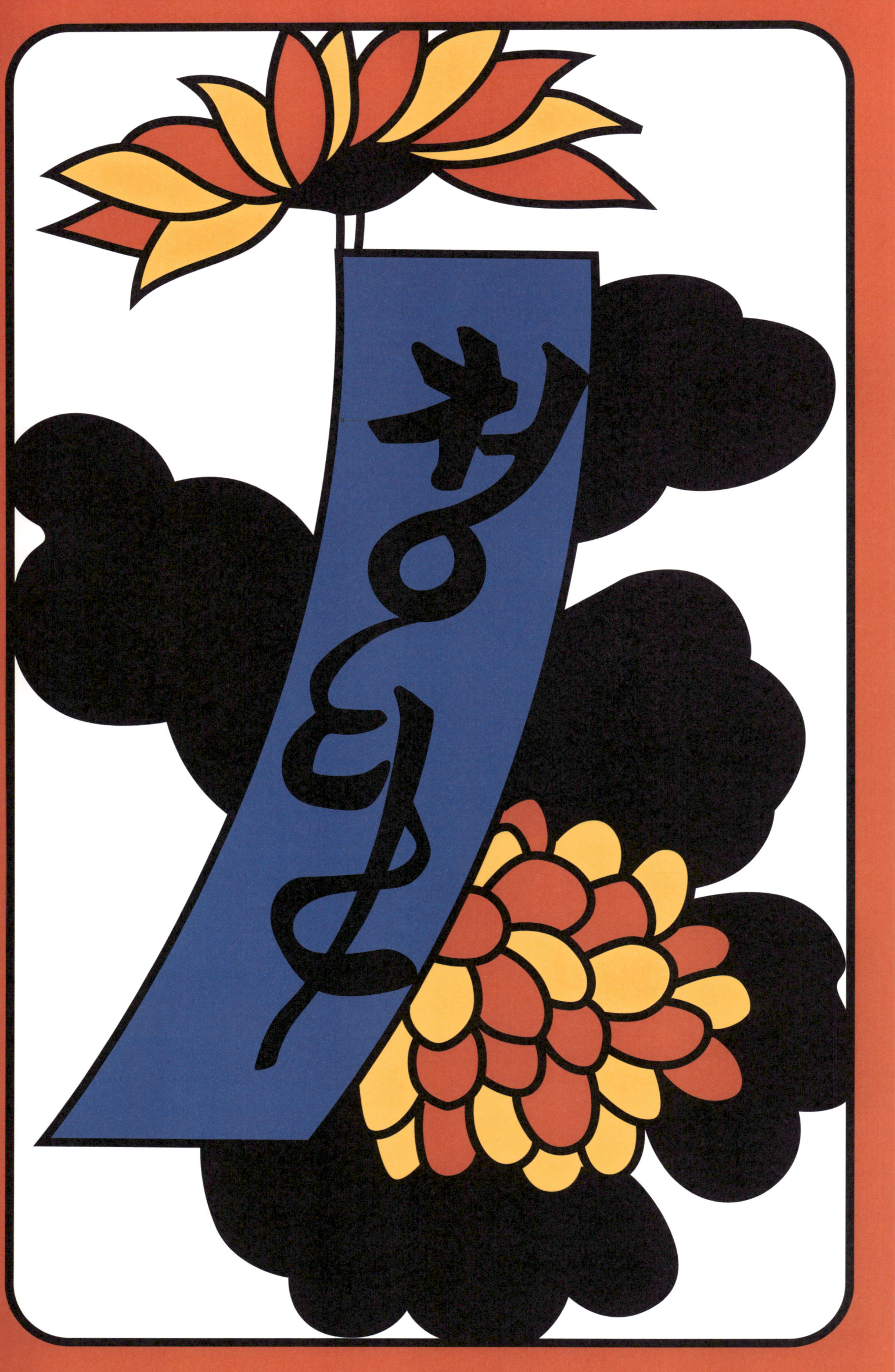

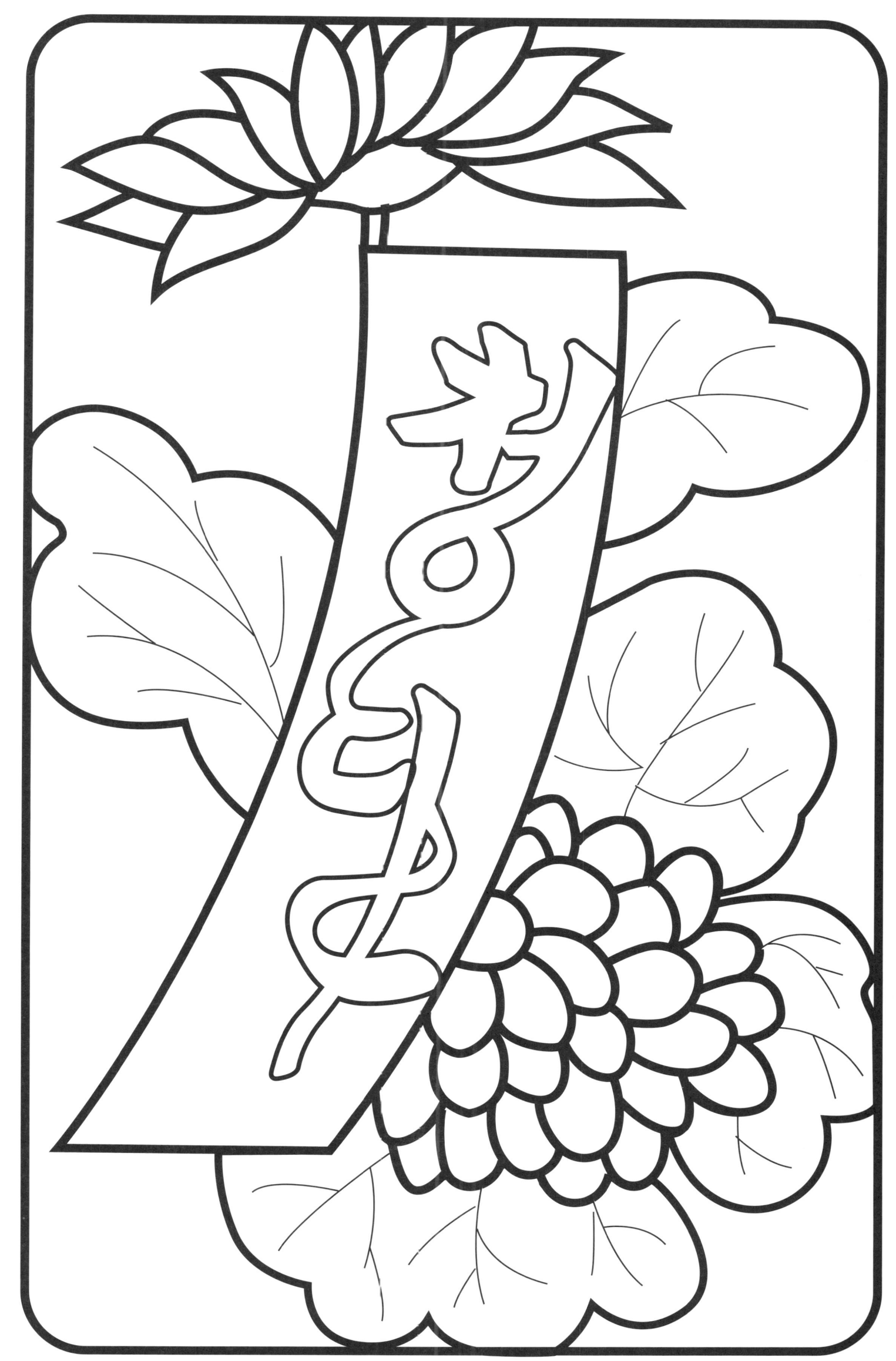

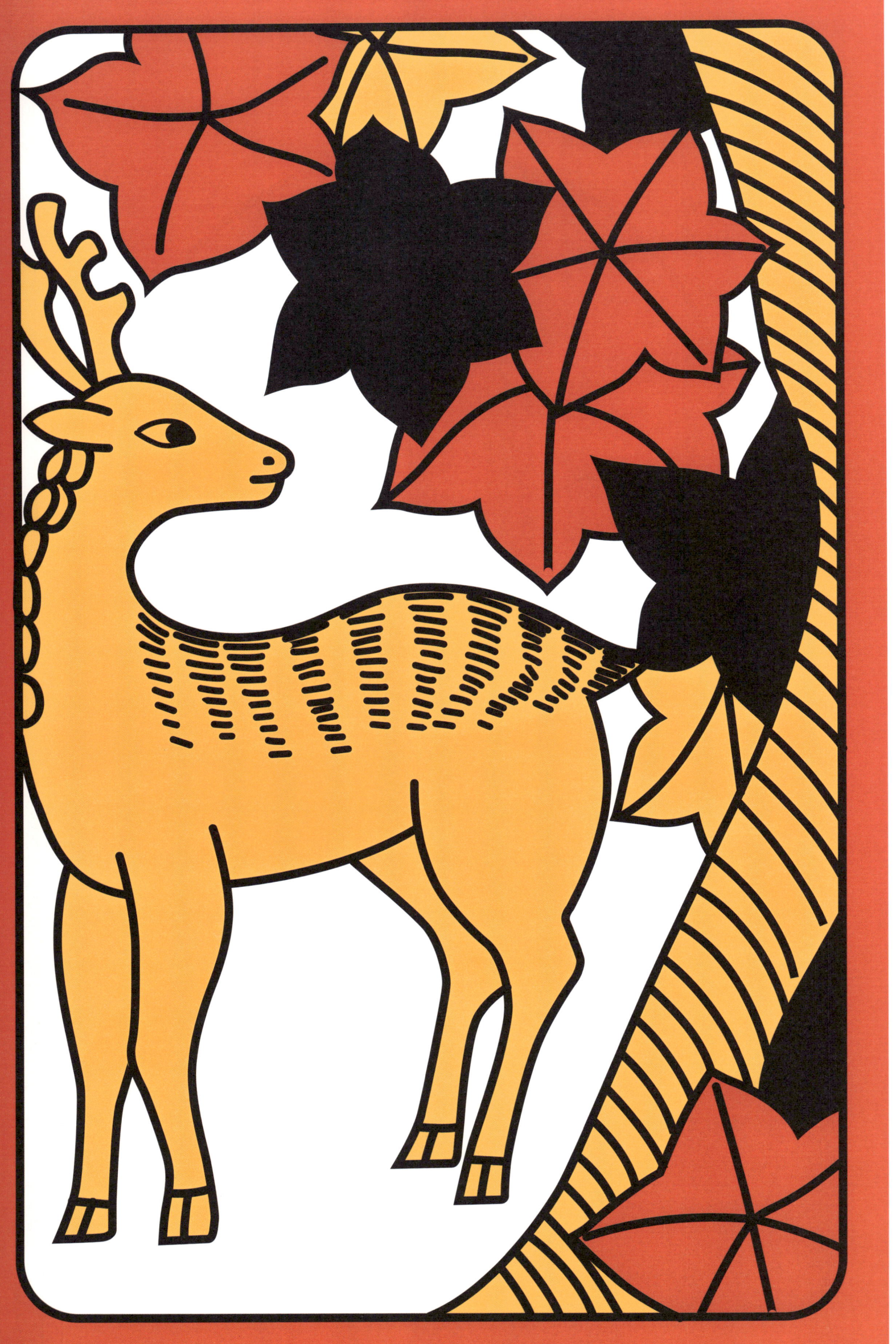

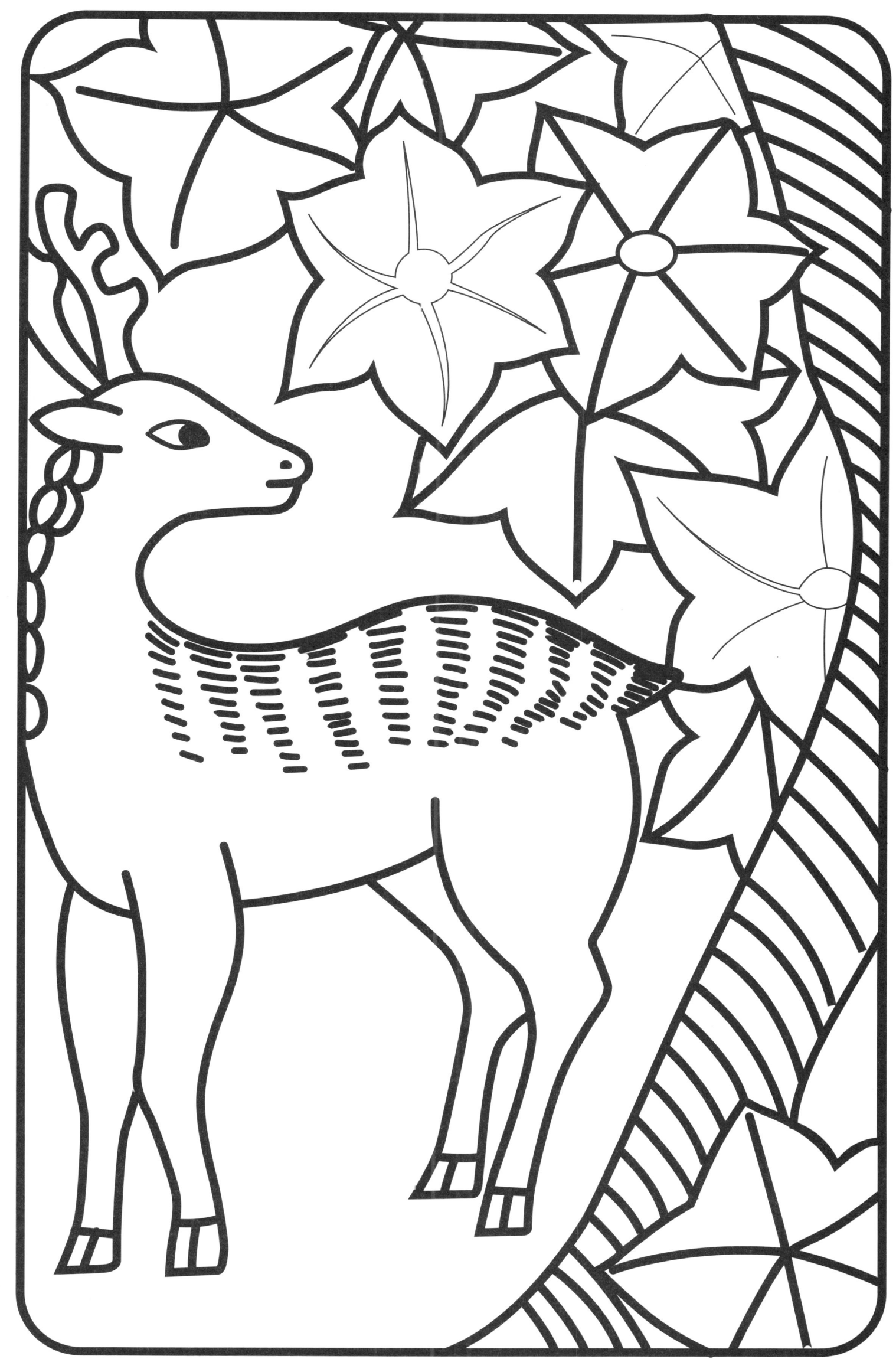

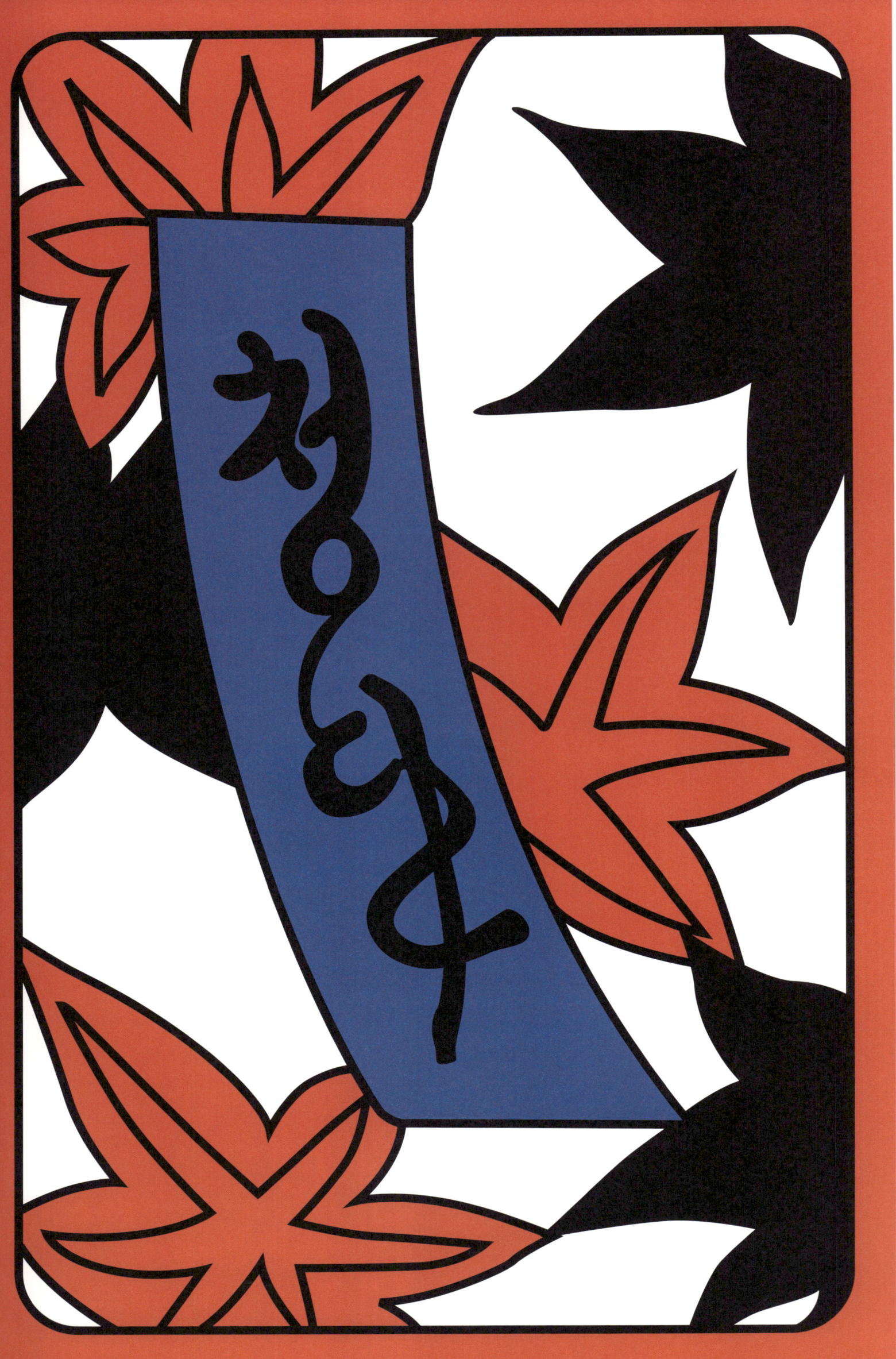

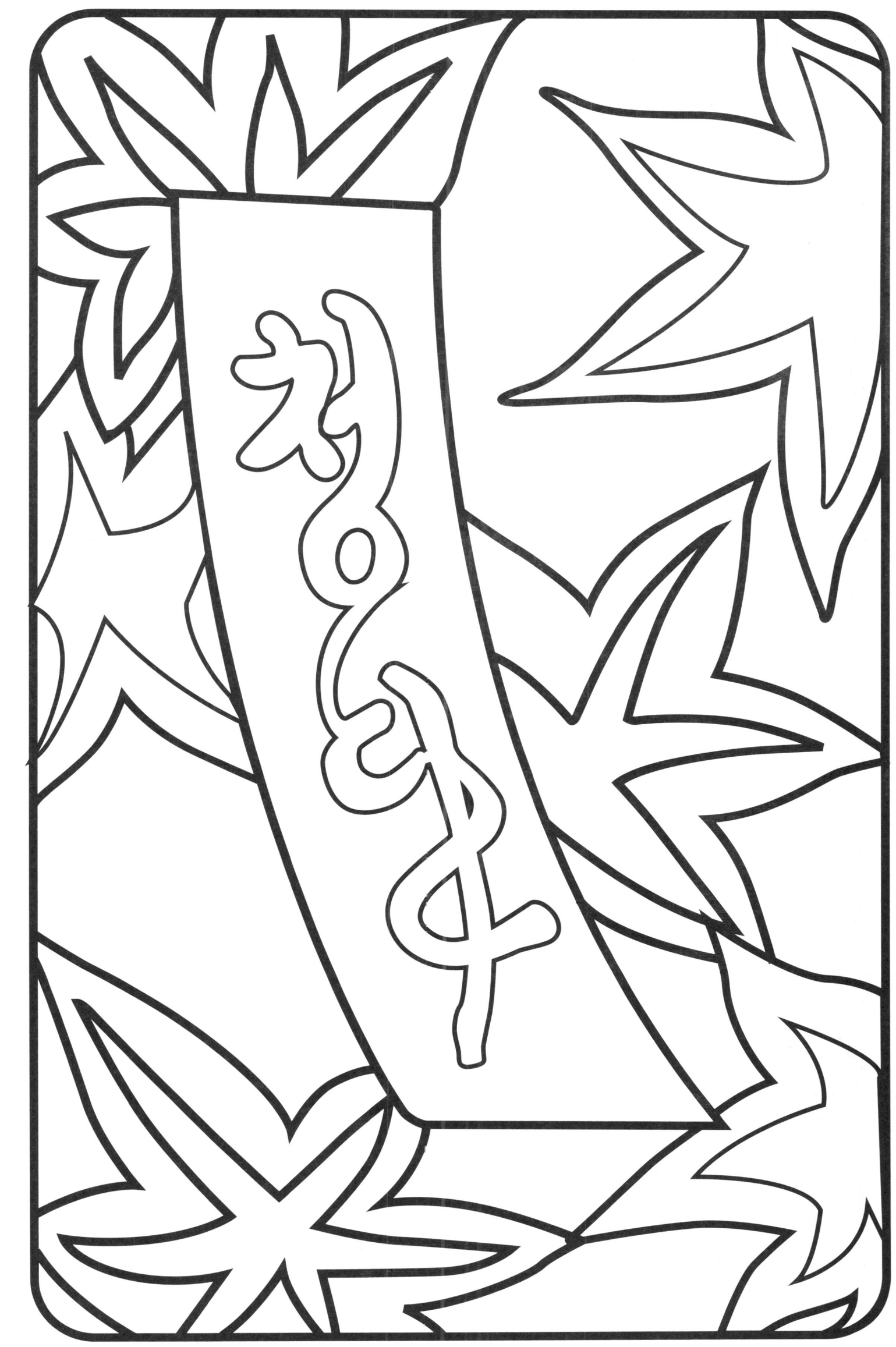

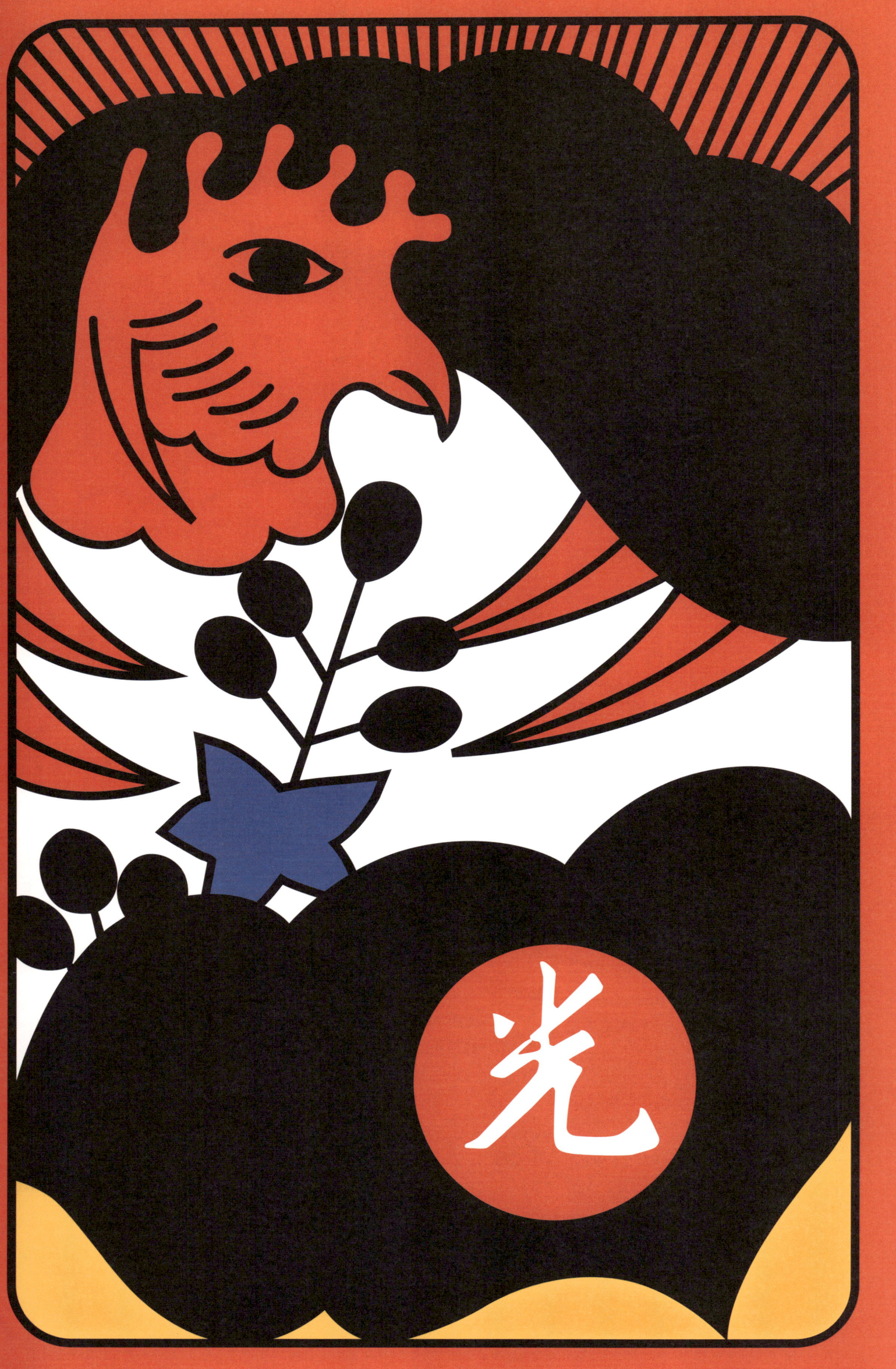

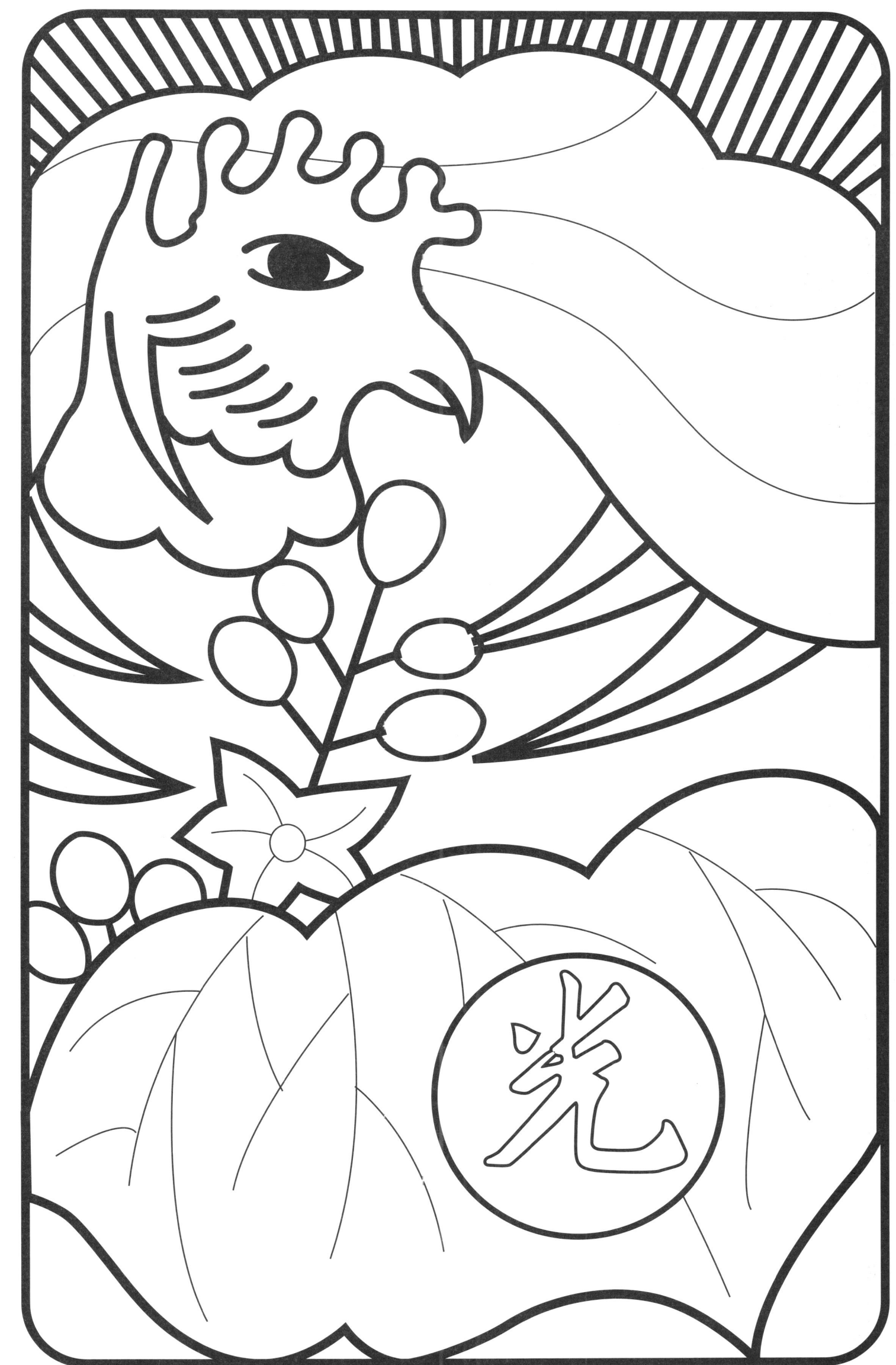

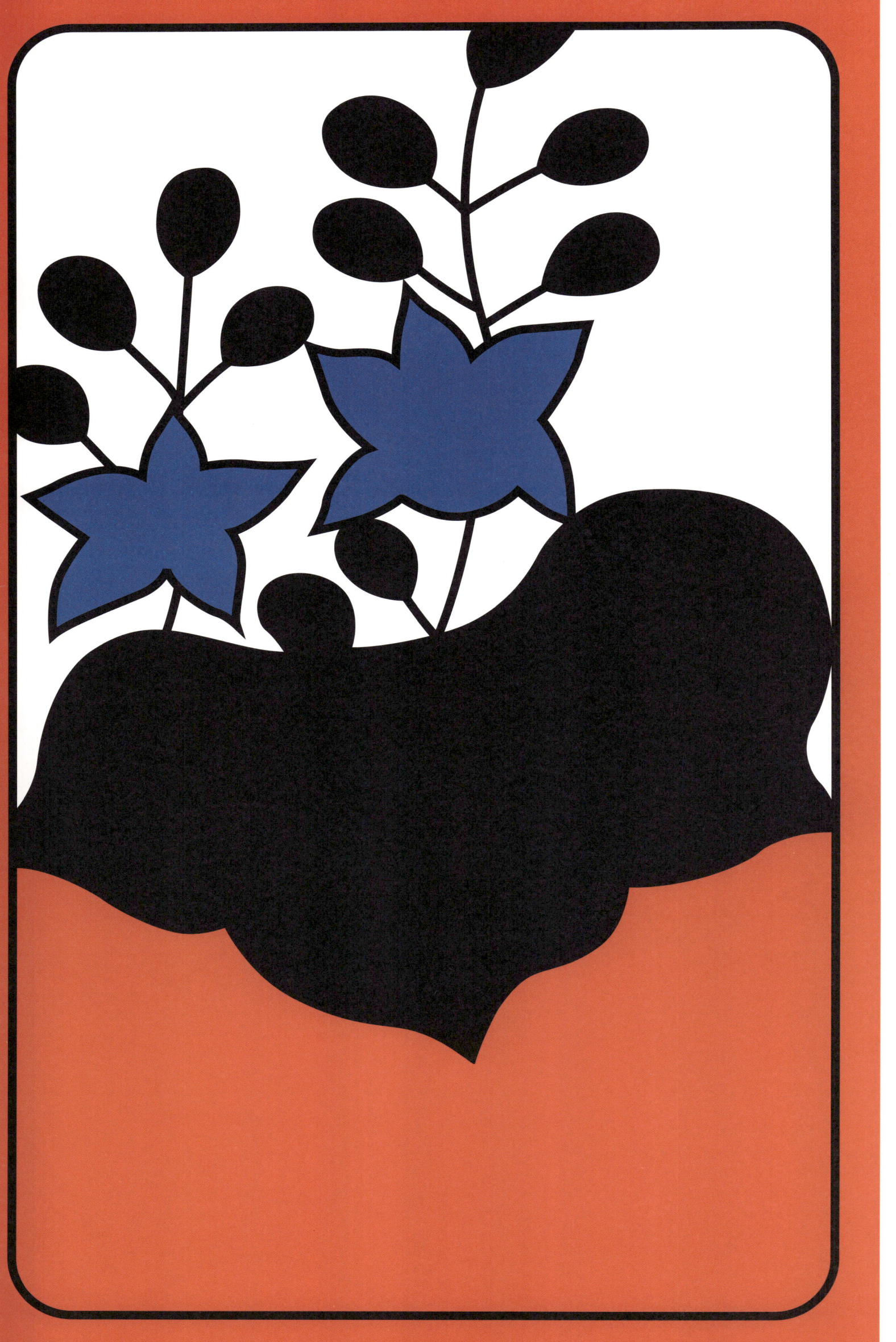

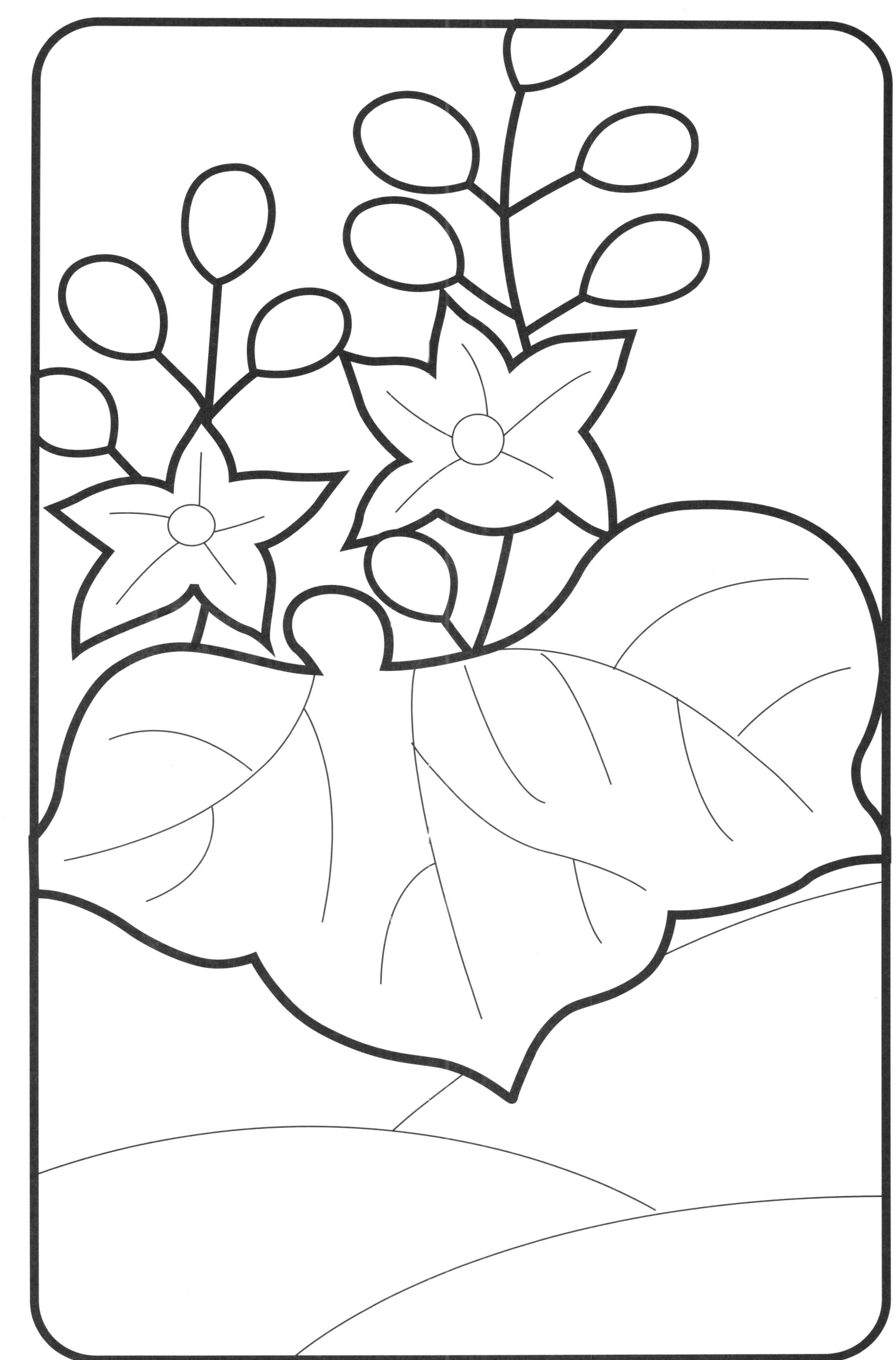

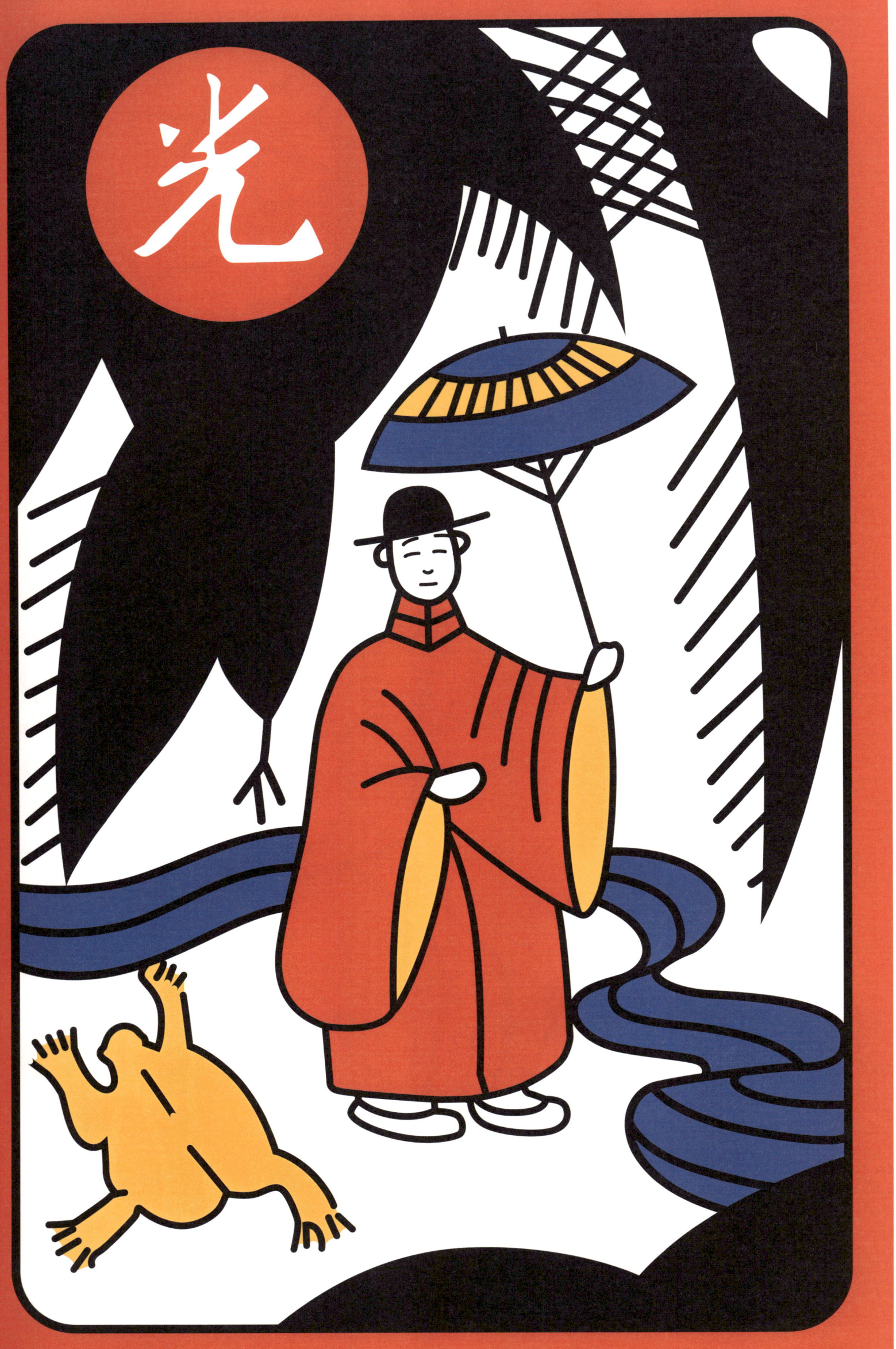

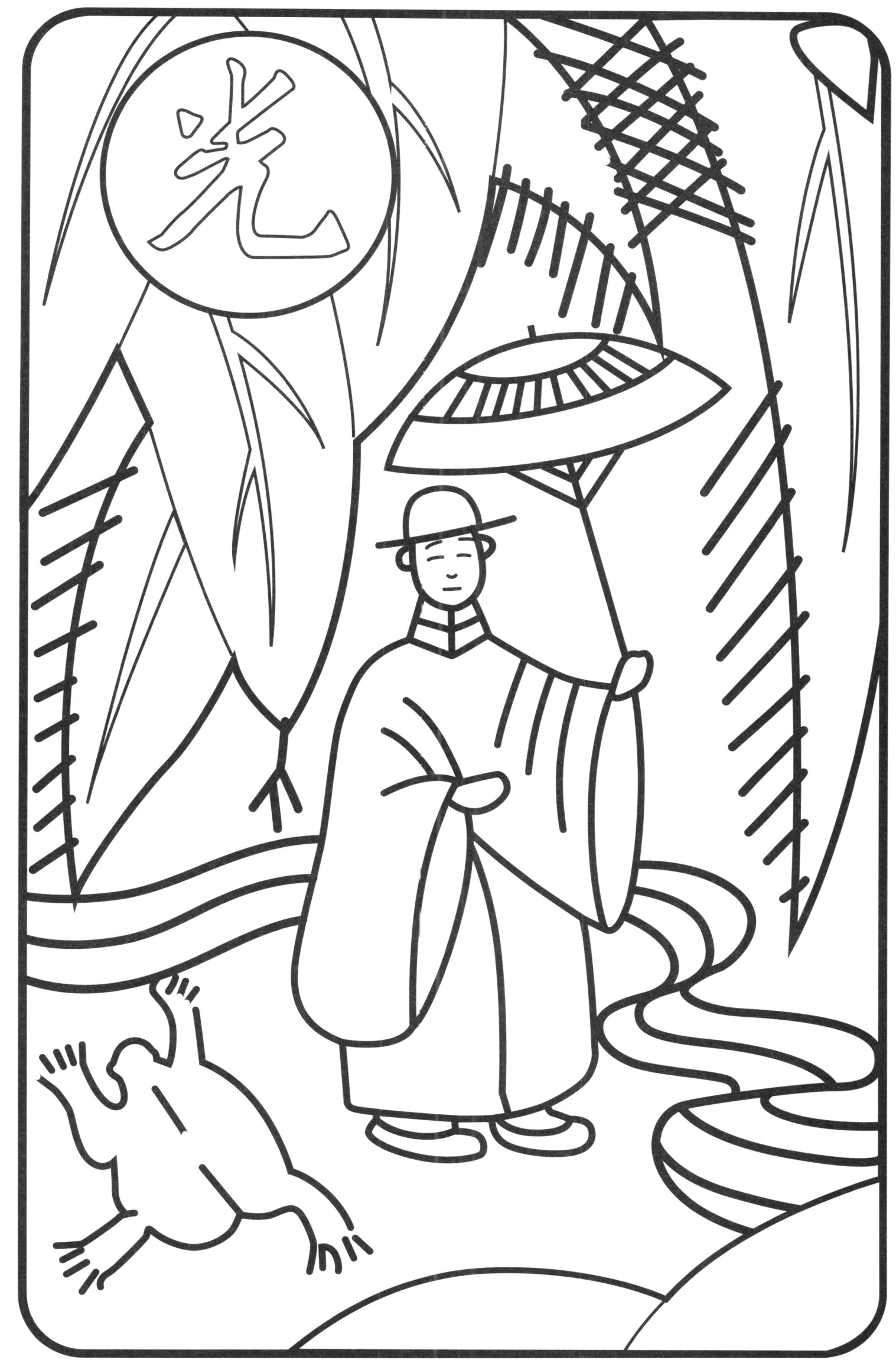

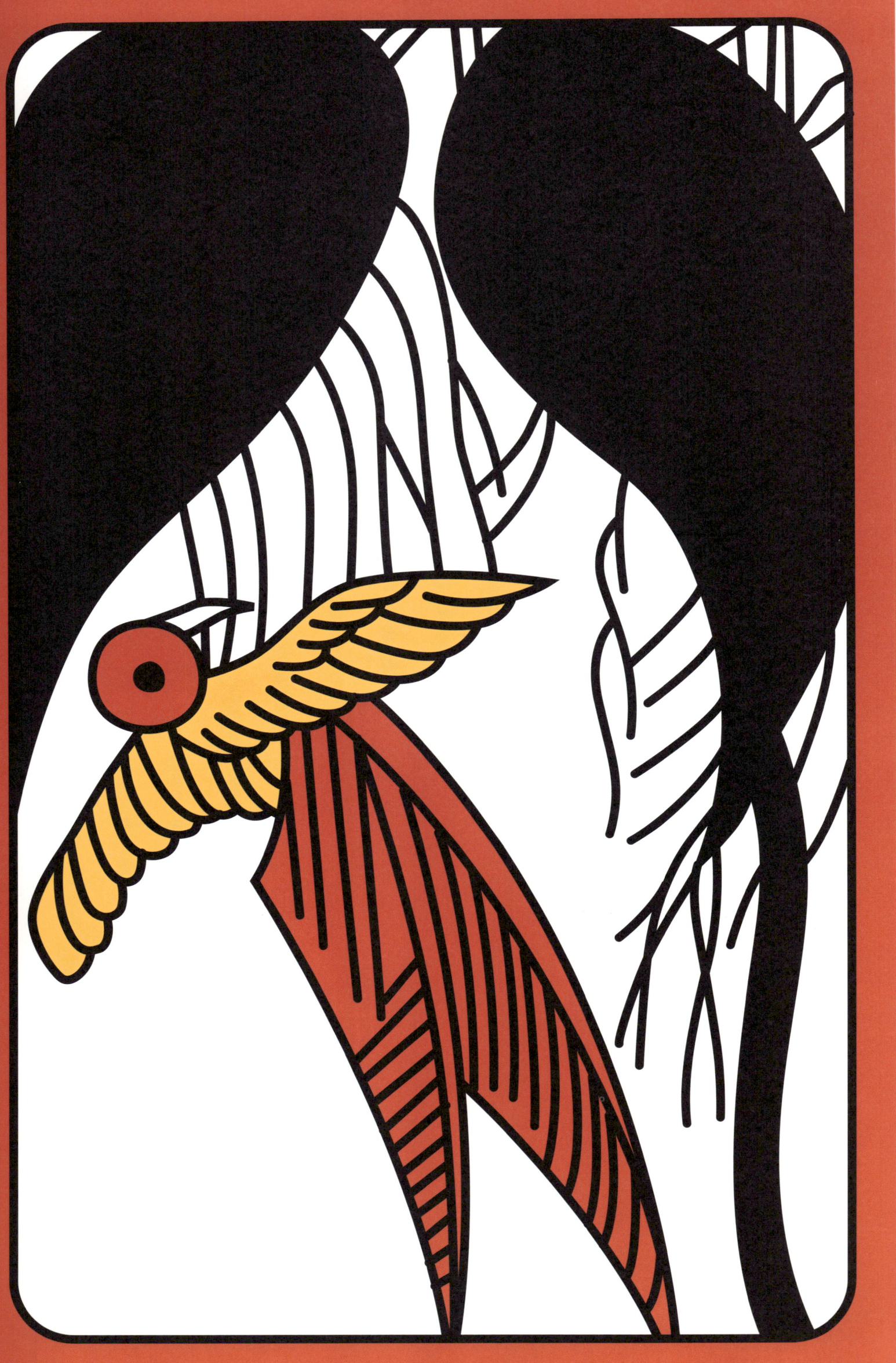

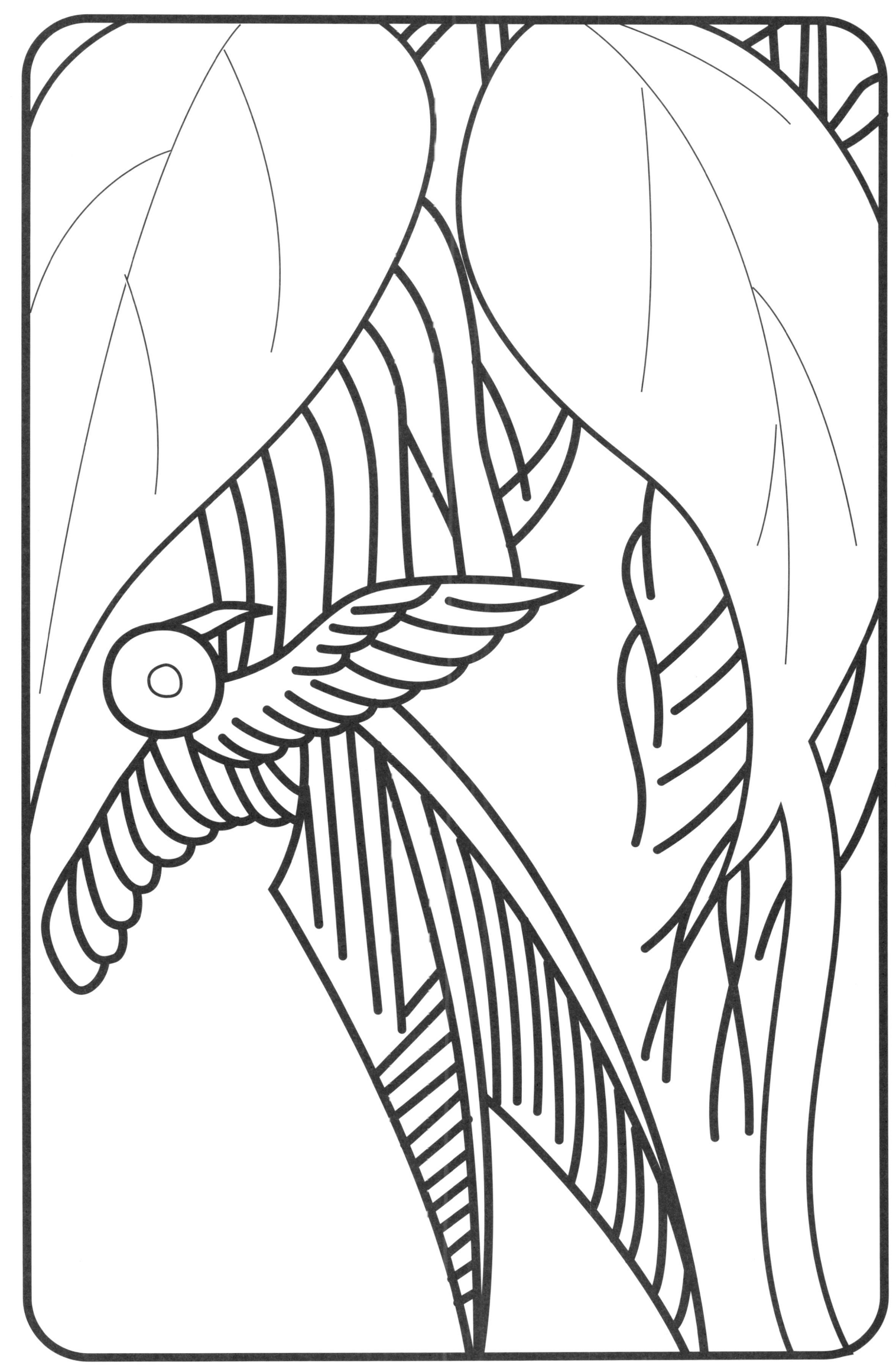

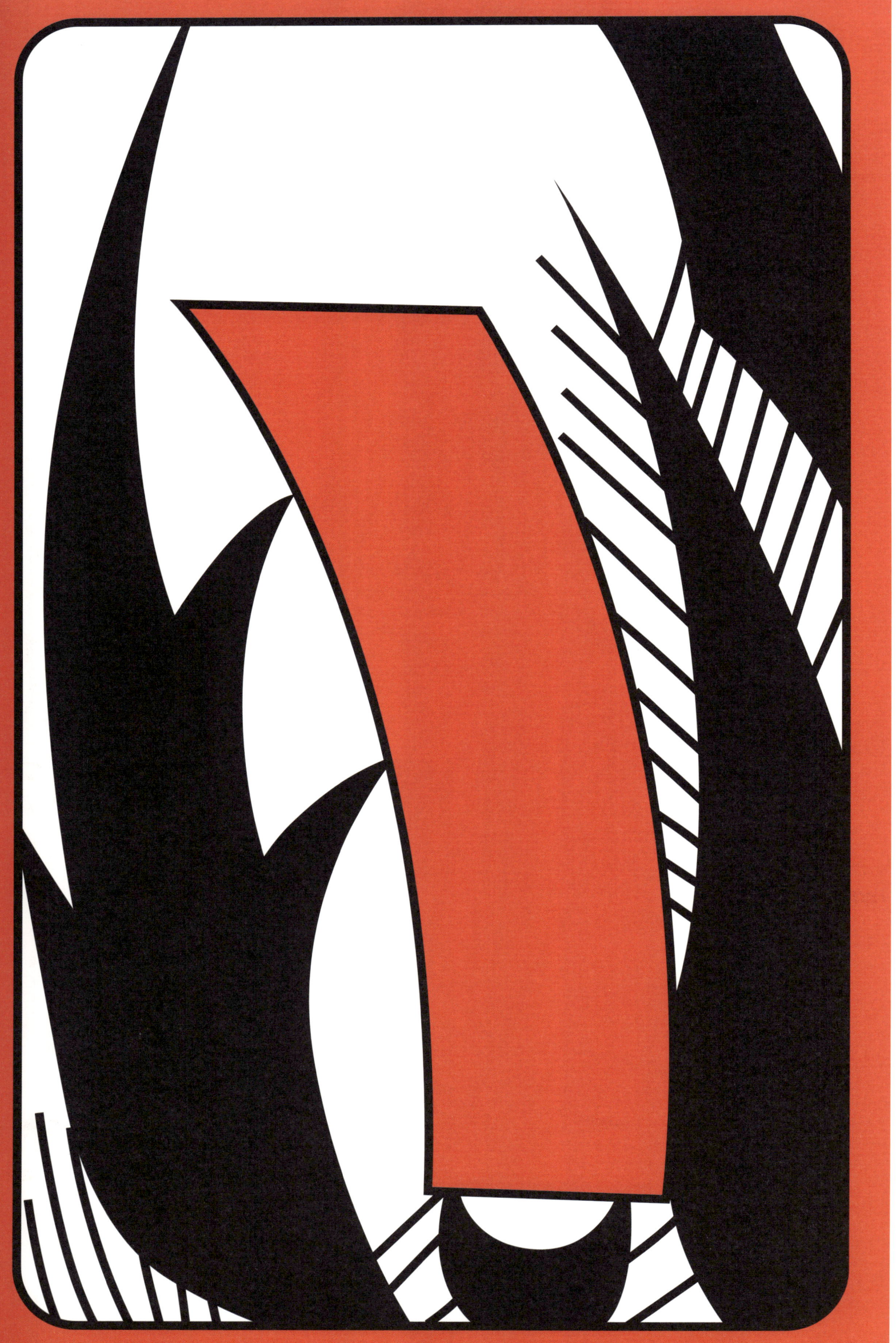

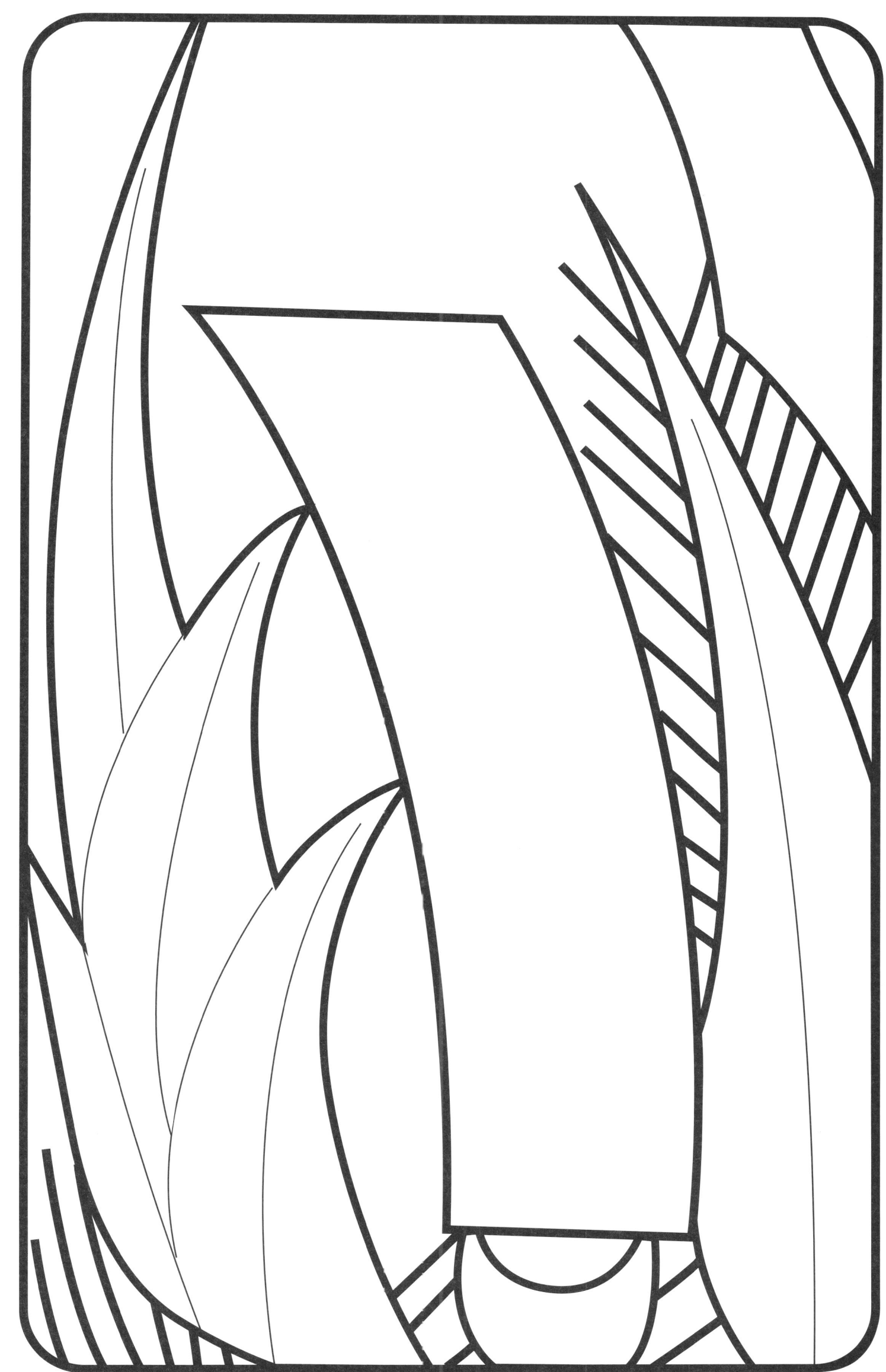

두뇌 트레이닝을 위한
어르신들의 색칠놀이
인지발달에 좋은 효도선물 시리즈1 : 화투

발 행 일 : 초판 1쇄 2021년 02월 18일
　　　　　　 20쇄 2023년 11월 10일
펴 낸 이 : 김영진
펴 낸 곳 : 퍼즐북
출판등록 : 2020년 04월 21일
주　　소 : 경기도 파주시 조리읍 등원로 129번길 28
E-mail : kyjaja@naver.com
전　　화 : 031-957-4910
팩　　스 : 0504-418-1696

ISBN : 979-11-970529-0-3

이 책은 저작권법에 따라 보호받는 저작물이므로 무단전재와 복제를 금지하며,
이 책 내용의 전부 또는 일부를 이용하려면 반드시 퍼즐북의 서면동의를 받아야 합니다.